新版

乳幼児健診ハンドブック

成育基本法から健診の実際まで

医学博士 平岩幹男 著

診断と治療社

はじめに

　2006年に本書の初版を上梓してから12年余りの日々が流れました．これまでに数回の改訂を行ってきましたが，今回は小児科医にとって15年以上の悲願でもあった成育基本法（詳しくは「第1章　成育基本法とその周辺」をご覧ください）が成立したことを受けて，これからの乳幼児健康診査（以下，乳幼児健診）を含む母子保健行政が大きく変わっていくことを踏まえて改訂することにしました．

　さらに，コンピュータやタブレットPC，スマートフォンなどICT（information and communication technology）の発展も乳幼児健診を含む母子保健全体に大きな影響を及ぼしていますし，社会的にも話題になっている発達障害の早期発見・対応や増えている児童虐待の問題も密接に関係していますのでこれらについても頁を割きました．

　乳幼児健診は，わが国では母子保健法第12条によって実施が定められていますが，法律で乳幼児健診を定めている国は多くはありません．しかし，すべての子どもたちを対象として実施することが義務づけられているこの乳幼児健診には，たくさんの小児科医や内科医，保健師を始めとする多様な職種がかかわってきたにもかかわらず，不思議なことに乳幼児健診を仕事の中心にしている"専門医"や"保健師"はいません．現実には医師にとっても保健師にとっても，乳幼児健診は日常診療や行政事務の合間に行っていることがほとんどだと思います．また，乳幼児健診についての講義を学生時代にも研修医の時代にも受けてきているわけではないので，私自身にとっても手探りでその方法を習得してきました．それではいけないと考えて日本小児科学会や日本小児保健協会でも，さまざまな講習会を担当して行ってきた経緯があります．

　経験則に基づいての健診ではどうしても個人差や地域差がでることが避けられませんので，多くの都道府県では「乳幼児健診マニュアル」などを編集していますし，厚生労働省でも小枝班で2018年に「乳幼児健康診査身体診察マニュアル」，「乳幼児健康診査事業実践ガイド」をだしています（巻末の「参考文献」を参照）．ただし，これらは多数の著者によって執筆されており，乳幼児健診およびその周辺を同じ感覚で描きだしているわけではありませんし，読みやすさをめざしているわけでもないと思います．

初めて私が乳幼児健診に携わったのは今から40年以上も前のことですが，それ以来，手探りを続けながら，多くの先人や同僚たちから知識や技術を学んできました．実際に，乳幼児健診のやり方を拝見しにでかけたことも何回もありました．また，ヘラブナを釣る名人とよばれていた方とお話をさせていただく機会があったときに，「釣りの初心者が最初にするのがヘラブナ釣り，60年釣りをしてきて最後にたどり着くのもヘラブナ釣り」という話を伺ったことがあります．要するに，ヘラブナは初心者でも釣ることはできますが，熟練の技があればまた違った奥行きがあるということなのでしょう．ちなみに私は釣りを2度ばかり経験して1匹も釣れませんでしたが，乳幼児健診はまさにヘラブナ釣りのようなものだと感じています．

　こうしたなかで，おそらく何万人もの子どもたちと乳幼児健診の場で触れ合ってきました．あとで思いだすと冷や汗のでるような失敗の数々もあります．毎週のように集団での公的機関の乳幼児健診にかかわってきた行政職の時代もありました．今も，頼まれて集団健診をお手伝いしたり，若い先生と一緒に勉強したり，下の子が生まれたので心配だからみてほしいというリクエストに応じるなど，さまざまな形で乳幼児健診にかかわっています．こうして過ぎてきた日々ですが，自分では乳幼児健診はまだまだ上手になれるのではないかと思っていますし，そうなるための努力もしていきたいと考えています．

　乳幼児健診は基本的にスクリーニングですから，理論的にも一定の確率で見落としが発生します．もちろん，それを少なくするための努力をする必要がありますが，限られた時間と資源のなかでのチェックでは十分とは限りません．しかし，どのようにして見落としを避けるための努力をするのか，どのようにすれば不要な負担や心配をさせないですむのかについてはまだまだ考えていく必要があると感じています．

　本書の初版の上梓にあたっては，診断と治療社の土井陽子さんに遅筆への励ましも含めて大変お世話になり，今回の版では土橋幸代さん，田沢静子さんにお世話になりました．心よりお礼を申し述べたいと思います．最後に，本書の初版からいろいろなご指導やご助言を賜りました福岡の松本壽通先生が2018年秋に逝去されました．この版を先生にみていただけなかったことが悔やまれます．ご冥福を心からお祈りいたしております．

2019年4月

平岩幹男

Contents

新版 乳幼児健診ハンドブック
―成育基本法から健診の実際まで―

はじめに ii

第1章 成育基本法とその周辺 1

成育基本法 1
成育基本法の基本理念とそれぞれの役割 1
成育基本法の基本的施策 2

第2章 乳幼児健診のこれまでとその周辺 4

乳幼児健診で何をするのか 4
乳幼児健診の法的根拠 5
乳幼児健診のトピックス 6
母子健康手帳 8
乳幼児健診を実施する側と受ける側のギャップ 9
様子をみましょう 11
乳幼児健診の限界 12
集団健診か個別健診か 13
乳幼児健診の設計 16
健診での個人情報の管理 17
子育て支援としての健診 19
ピア・サポート 21
ドアノブコメント 22
チャイルドシート 22
ブックスタート 23
ペット 23

第3章 1か月頃の健診 ... 25

- 1か月児のイメージ ... 26
- 1か月児の身体測定値 ... 26
- 健診で実施すること ... 27
- 問　診 ... 27
- 見落としたくない症状 ... 30
- 診察手順の1例 ... 33
- 1か月児健診でよくある訴えと対応 ... 37
- 母乳育児をめぐって ... 41
- 事後指導 ... 43

第4章 4か月頃の健診 ... 44

- 4か月児のイメージ ... 44
- 4か月児の身体測定値 ... 45
- 健診で実施すること ... 45
- 問　診 ... 45
- 見落としたくない症状 ... 47
- 診察手順の1例 ... 53
- 4か月児健診でよくある訴えと対応 ... 58
- カンファレンス ... 66

第5章 10か月〜1歳頃の健診 ... 67

- 1歳児のイメージ ... 67
- 10か月〜1歳頃の身体測定値 ... 68
- 健診で実施すること ... 69
- 問　診 ... 69
- 見落としたくない症状 ... 71
- 診察手順の1例 ... 74
- 1歳頃の健診でよくある訴えと対応 ... 77
- カンファレンス ... 80

第6章　1歳6か月頃の健診 ... 81

- 1歳6か月児のイメージ ... 82
- 1歳6か月児の身体測定値 ... 83
- 健診で実施すること ... 83
- 問　診 ... 84
- 問診チェックリストの例 ... 87
- 見落としたくない症状 ... 88
- 診察手順の1例 ... 92
- 歯科健診 ... 93
- 言語発達をめぐる問題 ... 93
- 自閉症スペクトラム障害をめぐって ... 96
- 熱性けいれんをめぐって ... 100
- アレルギー健診 ... 101
- 1歳6か月児健診でよくある訴えと対応 ... 102
- カンファレンス ... 104

第7章　3歳児健診 ... 105

- 3歳児のイメージ ... 106
- 3歳児の身体測定値 ... 107
- 健診で実施すること ... 108
- 問　診 ... 109
- 尿検査 ... 110
- 視聴覚健診 ... 111
- 歯科健診 ... 114
- 診察手順の1例 ... 115
- 見落としたくない症状 ... 117
- 3歳児健診でよくある訴えと対応 ... 121
- 発達検査 ... 123
- 自閉症スペクトラム障害への療育 ... 123
- カンファレンス ... 125

第8章 5歳頃の健診 ... 126

- 5歳児のイメージ ... 126
- 5歳児の身体測定値 ... 127
- 健診で実施すること ... 128
- 問 診 ... 128
- 診察手順の1例 ... 129
- 発達障害 ... 131
- 見落としたくない症状 ... 134
- 5歳児健診でよくある訴えと対応 ... 136
- カンファレンスと事後対応 ... 138

第9章 乳幼児健診の事後フォローアップと周辺事業，予防接種 ... 139

- 母子健康手帳の活用 ... 139
- 育児をめぐる情報の周知 ... 140
- 発達のフォローアップ ... 140
- 離乳食教室と栄養のフォローアップ ... 142
- 子育て相談，子育て学級(教室) ... 143
- グループ・ミーティング，子育てグループ支援 ... 144
- 医療機関への受診に関する教育 ... 145
- 父親の健診参加 ... 146
- 社会的養護を必要とする子どもと乳幼児健診 ... 147
- 予防接種をめぐって ... 148

第10章 母親の抑うつとその周辺 ... 150

- 母親は職業ではない ... 150
- 母子相互作用について ... 152
- エジンバラ産後うつ病自己評価票(EPDS) ... 152
- 自己記載式抑うつ評価(SDS) ... 155
- 乳児をもつ母親の抑うつへの対応と治療 ... 157
- 自分の子どもに対する「扱いにくさ」の調査 ... 158
- 扱いにくさへの対応 ... 161

子どもの貧困 …………………………………………………… 162
　ハイリスクの母親 ……………………………………………… 163
　スマートフォン時代の母親 …………………………………… 165

第11章　児童虐待をめぐる問題 …………………… 167

　児童虐待防止法 ………………………………………………… 168
　児童虐待の現状 ………………………………………………… 169
　そのほかの児童虐待 …………………………………………… 170
　児童虐待に対応するために …………………………………… 170
　加害者と被害者の危険因子 …………………………………… 171
　乳幼児健診の場での虐待の発見 ……………………………… 172
　乳幼児健診の未受診による虐待の発見 ……………………… 174

第12章　乳幼児健診と障害の発見 ………………… 176

　障害が発見される時期 ………………………………………… 176
　障害の可能性を健診でどのように伝えるか ………………… 177
　長い目，温かい目 ……………………………………………… 178
　乳幼児健診の限界 ……………………………………………… 178
　障害者手帳の取得など ………………………………………… 179
　これまでの経験から …………………………………………… 180

参考文献 ……………………………………………………………… 182
　・書籍・雑誌（特集号） ………………………………………… 182
　・論　　文 ……………………………………………………… 183
　・役に立つウェブサイト ……………………………………… 186

索　引 ………………………………………………………………… 188

第1章 成育基本法とその周辺

●成育基本法

　成育基本法は略称であり，正式名称は「成育過程にある者及びその保護者並びに妊産婦に対し必要な成育医療等を切れ目なく提供するための施策の総合的な推進に関する法律」となっています．超党派の議員連盟が結成され，議員立法として2018年12月に衆参両院を全員一致の賛成で通過し，成立しました．

　この法律により初めて「成育」「成育医療」という言葉が法律用語となり，また，妊娠中から子どもの時期までを通しての継続的な支援が必要であるということが定められました．従来の児童福祉法では子どもを対象とした制度理念や実施法としての位置づけがされており，後述の母子保健法はその下位法と位置づけられています．

　今回の成育基本法は，福祉よりも医療・保健に重点が置かれており，そして，妊娠中から成育医療が始まるとしたことが画期的であると考えられます．今後は，この法概念がさらに広まるとともに，将来的には「子ども省」のような子育て総合支援を担当する部門ができればと夢は広がっていきます．

●成育基本法の基本理念とそれぞれの役割

　成育医療などの提供の目的は「成育過程にある者の心身の健やかな成育」が図られることを「保証される権利」を尊重することにあるとされ，これは急速に進行している少子化や家族形態の多様化，国際化などによる大きな課題に対応していくためのものだと考えられます．そして，適切で，かつ科学的な医療などを提供することによって，成育医療の対象者の健康を守るとともに，「社会経済的状況にかかわらず」安心して次代の社会を担う子どもを産み育てることができる環境を整備することをも目標としています．これは「子どもの貧困」の問題への対応にもつながるかもしれません．

この成育基本法によって，国は施策の総合的な策定をすることと，毎年1回，成育過程にある者等の状況および成育医療等の提供に関する施策の実施状況を公表することが義務づけられました．また，厚生労働大臣は少なくとも6年ごとに成育医療等基本方針の案を作成し，それを閣議決定すること，その決定の結果を公表することが義務づけられました．

　そして，地方公共団体は国との連携を図りつつ地域特性に応じた施策を策定・実施すること，保護者は成育過程にある者等が適切な医療などを受けられるように配慮し，国や地方公共団体はそのために必要な支援を行うことも定められました．

　また，医師，歯科医師，薬剤師，保健師，助産師，看護師その他の医療関係者は，努力義務として成育過程にある者の健康増進に寄与することが定められています．"その他"には理学療法士，作業療法士，言語聴覚士，歯科衛生士などをはじめ公認心理師などの心理職や栄養職なども含まれていると考えられます．

● 成育基本法の基本的施策

　まずは成育過程にある者および妊産婦に対する良質かつ適切な"医療"を提供すること，また，"保健"としては，これらの者の健康の保持や増進を図り社会からの孤立の防止や不安の緩和を図ること，そして，成育過程にある者への虐待の予防および早期発見なども含んだ支援としての「健康診査や健康診断の適切な実施や相談支援体制の整備」についても言及されました．これによって，従来は実施法としての母子保健法においての乳幼児健診が理念法のうえでも位置づけられ，定義されたことになります．そして，これらの面での健康教育や広報活動など普及啓発を行うことも定められました．

　さらに，健やかな成育に資するため，予防接種，乳幼児健診，学校における健康診断などの記録の収集とその利活用やデータベース化も定められました．乳幼児健診のデータベース化については，筆者も委員として参加した「データヘルス時代の母子保健情報の利活用に関する検討会」が2018年に厚生労働省で5回開催され，基本的な出生や成長，予防接種の記録などについて全国共通のデータベースを作成し，現時点ではマイナンバーを想定していますが，母子健康手帳の紛失時などにも個々にデータベースにアクセスできる体制の構築を答申しました．

　個人的には成育基本法でもっとも重要な項目のひとつだと考えていますが，国および地方公共団体は「成育過程にある者が死亡した場合におけるその死亡の原

因に関する情報に関し,その収集,管理,活用等に関する体制の整備,データベースの整備その他の必要な施策を講ずる」こととされました.「第11章　児童虐待をめぐる問題」でもふれますが,わが国の児童虐待による死亡事例は過小評価されていると考えられており,欧米で行われているようなチャイルド・デス・レビュー(Child Death Review)を適切に行うことによって,児童虐待死亡事例のより正確な把握と,予防方法の展開につなげることができればと願っています.

　最後に,厚生労働省に成育医療等協議会を置き,成育医療等基本方針の作成にかかわっていくことも定められています.この法律の制定によって,子どもたちを守り育て,少子化の時代から子どものあふれる未来をめざすことができればと思います.簡単ではありませんが.

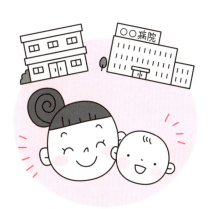

第2章 乳幼児健診のこれまでとその周辺

　母子保健法が1965年に制定され，それに基づく乳幼児健診は1966年から始まっています．もう半世紀を超えてきています．1948年には年間出生児数は270万人でしたが，2017年には94万人になりました．すなわち3分の1にまで減ってきています．現在の社会経済的状況はまだまだ子育てにやさしいとはいえませんので，年間出生数が100万人を下回る状況は当分続いていくと考えられます．少子化時代における乳幼児健診は画一性だけではなく，状況に応じた多様性も求められてきます．乳幼児健診は，少なくとも1歳6か月児健診と3歳児健診は自治体という公的な機関が実施します．公的なサービスには均質性が求められていますが，少子化と同時に多様化も進んでいる状況を考慮すると，乳幼児健診が今後どのような位置を占めていくのか再考する時期がきたといえるでしょう．

●乳幼児健診で何をするのか

　公的な乳幼児健診では，母子保健法およびその施行規則に実施する項目が掲げられています．基本的にはこれらの実施項目に則って行われます．行政側の論理としては母子保健法およびその施行規則に則って行われればよいことになりますが，それだけで健診を受ける住民側の満足度が向上するとは限りません．

　乳幼児健診を含む，これからの時代の公的な住民サービスには，医学的にどのように判定するのかということだけではなく，住民の満足度を向上させるためのしくみを考えていく必要があります．最低限の均質的なチェックが必要（minimum requirement）であることはもちろんのこと，さまざまな子どもたちがいて，それぞれに合った対応が求められますから，それだけでも幅広い知識や技術が要求されます．さらに多彩な専門性をもった職種が乳幼児健診に参加するのか，あるいは多職種の専門家による支援は別立ての事業として予算を組むのか，このあたりが悩ましいところですし，人口の規模や予算，人員配置などによって

も変わってくることになります．

　そこで本書では，基本的な診察手順やチェック項目については各月齢，年齢の健診ごとにまとめ，補完事業としての発達関連や歯科関連，子育て相談などの事業については別に章立てをすることにしました．

　乳幼児健診での質の均てん化と向上はとても重要な課題です．そのために厚生労働省でも研究班をつくって2018年に「乳幼児健康診査身体診察マニュアル」や「乳幼児健康診査事業実践ガイド」をだしています（巻末の「参考文献（役に立つウェブサイト）」を参照）が，実施項目だけではなく，それをどのような手順で行うか，どのような方法で習熟するかということもとても重要です．

　乳幼児健診は手順通りに定められたことをすればよいというものではなく，実施するために必要な知識を習得して，技術的に裏づけのある習熟した手順を習得することも必要になってきます．これは保健師による問診であっても，医師による診察であっても同じことだと考えています．

　乳幼児健診に初めて携わってから40年を過ぎ，特に乳児についてはおそらく何万人という診察を経験していると思いますので，ときどき乳児の健診をする機会があると，手順は考えなくても手が自然に連続的に次へと移っていくように感じることがあります．自分なりの一定の手順を身につけること，そして，その場しのぎの診察をしないことが，結果として見落としの減少につながり，ひいては，保護者と話をするゆとりにもつながっていくのではないかと感じています．

●乳幼児健診の法的根拠

　現在多くの自治体で行われている乳幼児健診は，3～4か月児健診，1歳6か月児健診，3歳児健診の3健診です．このほかに自治体によっては6か月児健診，10か月児健診，1歳児健診，2歳児健診，5歳児健診などが行われていますし，総合的な健診ではなく歯科健診などが2歳児などに単独で行われている場合もあります．こうした健診については，おもに自治体が地域の特性や住民のニーズに合わせる形で行われてきました．3～4か月児健診については，母子保健法第13条で定められたその他の健診に位置づけられますが，厚生労働省からの通知もあり，1960年代から多くの自治体で実施されています．基本的には市町村の単独事業として位置づけられています．BCGの集団接種と組み合わせているところもあり，当初は3か月児健診として行うことが多かったのですが，現在は

満4か月に行うことが多くなっています．これは体重増加のチェックと頸定のチェックがやりやすいこともひとつの理由であると考えられます．1歳6か月児健診は当初から市町村事業として，3歳児健診は1997年度の移譲以来，都道府県事業から市町村事業に変わり，以下に示す母子保健法第12条において実施が義務づけられています．各健診で実施する内容については施行規則などで定められていますので，それらは各健診の項目で解説します．

> 　第十二条　市町村は，次に掲げる者に対し，厚生労働省令の定めるところにより，健康診査を行わなければならない．
> 　　一　満一歳六か月を超え満二歳に達しない幼児
> 　　二　満三歳を超え満四歳に達しない幼児
> 　第十三条　前条の健康診査のほか，市町村は，必要に応じ，妊産婦又は乳児若しくは幼児に対して，健康診査を行い，又は健康診査を受けることを勧奨しなければならない．
>
> 　　　　　　　　　　　　　　　　　　　　（母子保健法より）

●乳幼児健診のトピックス

表1に示したように年代によって課題は変化しています．1950年代にはまだ乳幼児健診は法制化はされていませんでしたが，実際には医療機関でも市区町村でも行っているところは少なくありませんでした．この理由としては次項でお話する月齢，年齢による健康情報を記入できる母子健康手帳の存在が大きかったと思われます．

表1　乳幼児保健におけるトピックス

1950〜60年代	栄養の改善，先天性股関節脱臼（発育性股関節形成不全）の早期発見
1970年代	脳性まひの早期発見と対応
1980年代	肥満，う蝕への対応，知的障害を含むさまざまな障害の早期発見と対応（まだ発達障害の概念は入っていない）
1990年代	育児不安，産後うつ病への対応，若年出産のケア，児童虐待の早期発見と対応
2000年代〜	発達障害への対応，子育て支援・家族支援の展開

1950年代から60年代はまだ栄養状態も十分とはいえず，若い方はご存じないと思いますが米の配給制度時代が長く続き，1969年にようやく自主流通米制度が発足し，栄養状態が改善されていきました．子どもの肥満など想像できなかった時代です．そして，乳児のおむつを，くるむ「巻おむつ」なのか，足を開いて当てる「当ておむつ」なのかという議論も1970年頃まであり（慣習として巻おむつにしている地域も少なくありませんでした），巻おむつのほうが股関節脱臼を起こしやすいことから，こうした啓発も重要でした．今では考えられないですが．

　1970年代にはボイタ（Vojta）法，ボバース（Bobath）法などの脳性麻痺の新しい療育がわが国でも行われるようになり，それまでと違って集中的な療育が普及しました（現在行われているリハビリよりも長く辛いものでしたが）．これによって従来は歩行を獲得できなかった子どもたちが，装具を使用することもあるとはいえ，歩行ができるようになるということがわかってきました．

　1980年代は知的障害などを早期発見して療育的対応を行うことが進められていたとともに，ようやく子どもの肥満が健康問題として捉えられるようになりました．歯科保健の面では1980年代は，子どものう蝕が頻度としても本数としてももっとも多かった時期で，歯科保健の早期介入の重要性が叫ばれ始めました．

　1990年代に入り，育児不安という言葉が社会的にも使用されるようになり（定義が難しいので私は基本的に使いませんが），児童虐待の問題も1994年の子どもの権利条約への加盟などを契機として社会問題ともなり，そこから「第11章 児童虐待をめぐる問題」で述べる児童虐待の防止等に関する法律が2000年に制定されるに至ったこともあって，その予防と発見は乳幼児健診においても大きなテーマでした．また性行動の低年齢化に伴う若年出産の増加もあり，また従来のマタニティブルー（maternity blues）から産後うつ病という概念が定着し，対応も叫ばれるようになりました．

　2000年代に入ってからは子育て支援，家族支援という言葉がしばしば使われるようになりましたが，それが使われるということは支援が必要な家族が増えているということを意味しており，「健やか親子21」が制定されたこともあって総合的な子育て支援のなかでの乳幼児健診という位置づけもされてきました．そして，自閉症や注意欠陥多動性障害（attention deficit/hyperactivity disorder：ADHD）などの発達障害が社会問題となり，2004年に発達障害者支援法が制定，早期発見の機会としての乳幼児健診の位置づけも重要視されてきました．

　このように，年代によってその時代のトピックスは変わっているようにみえま

すが，栄養の問題も股関節脱臼の問題もいまだに乳幼児健診において重要なテーマですし，歯科保健や児童虐待，発達障害も同じです．こうしたテーマが取り上げられた時期に社会での認識や研究が多く行われてきた結果ではないかと考えています．

●母子健康手帳

　母子健康手帳は1942年，第二次世界大戦下に妊産婦手帳制度が開始されたことがその始まりですが，当初のおもな目的は，戦時体制下における兵力増強のために人口を増加させることでした．その後の歴史的経過や変遷はここではふれませんが，現在は多くの国際保健の担当者の努力の結果として，妊娠中から子育てにつながる健康記録として，国際的にも高く評価されており，わが国からアジアの国々に広まりつつあるという状況でもあります．

　妊娠が確認された時点で居住市区町村の担当部門で交付を受けます．事務部門で届出書と引き換えに「事務的に」交付しています（多胎が判明しているときにはその数の交付，後日判明した場合には追加交付される）．しかし，社会経済的な困難がある，疾病を抱えている，年齢が若い，届出週数が遅い（自治体によって異なるが例としては妊娠20週以降の交付）などのいわゆる「リスク」を抱えている場合（厚生労働省では特定妊婦としていますが具体的には自治体によってさまざまです）には，妊娠届出の時点からかかわったほうが望ましいので，その場合には保健師・助産師などによる「対面交付」がすすめられています．

　しかし，妊娠届出の時点で「リスク」があるかないかが判断できるとは限らないので，基本的にはすべての届出に対し「対面交付」，すなわちこれまでの経過や困り事がないかどうかを聞いておき，必要があれば訪問や福祉部門などとの連携につなげることが望ましいと考えています．実際に全数の対人交付をしている自治体も増えています．

　本書の読者は，母子保健手帳そのものをご覧になった方はおられないと思いますので，その内容については説明しませんが，こんな問題点があるということをいくつか説明しておきます．

● なぜ母子なのか，父親は入らないのか？

　実際，「親子健康手帳」としている自治体もあります．以前，厚生労働省の方に

聞いてみたことがありますが,「「母子保健法」だから「母子健康手帳」でしょう．内容からみて「親子保健法」にはしにくい」といわれました．

● 妊娠経過はずっと必要？
　母子健康手帳には前半に妊娠経過がありますが，これは母親のいわば個人情報です．子どもが成人したときにあるいは結婚したときに，その子の母子健康手帳を渡すことがしばしばあるようですが，後半の子ども部分はともかく，前半部分まで渡す必要があるのかという議論があり，前半部分と後半部分に切り離せる母子手帳を作成している市区町村もありました．

● なくしたら？
　なくしたら再発行はしてもらえますがそれまでの記録を穴埋めすることはできません．離婚などの際になくすケースは意外に多いです．健診データや予防接種記録（定期接種に限りますが）はデジタルデータにしている自治体が多いので，その部分については再度記入してもらえますが，この時代にいつまで紙データなの？という疑問もあります．電子母子健康手帳はすでに多くのメーカーからだされており，個人でも利用できるほか，提携している自治体も増えています．電子化してあれば20年後にワクチンを打ったかどうかわからなくて騒ぎになることも防げます．スマートフォンでみられるようにしておけば医療機関受診の際にも困りません．ただし，予防接種などを医療機関で接種した場合，その接種済証を記録として，データにどう取り込むかなどの問題はあります．なお，「第1章 成育基本法とその周辺」でも触れました「データヘルス時代の母子保健情報の利活用に関する検討会」では，マイナンバーの利用を想定して，どこでもわが子の過去の基本的な健診データを参照できるようにすることも答申しました．実現は先ですが．

●乳幼児健診を実施する側と受ける側のギャップ

　乳幼児健診を行う側（自治体や医療機関）にとって，実施するための論理的根拠は，まず，法律で定められていること，ついで，疾患や障害を早期に発見することにより治療を含む早期の対応を行うこと，および，スクリーニングを実施して地域の全体的な傾向を把握すること，などがあげられます．

一方，乳幼児健診を受ける側（住民）の論理は，まず健診で「子どもが健康で，疾患・障害がないという保証を受ける」という希望が強く，ついで，育児をする際の安心感を得る，友だちづくり，保健・福祉の社会的権利を行使する，などがあげられていました．また，子どもの状態に漠然とした不安を抱いて健診に来所する場合もあります．健診がスクリーニングであり限界があることは，医療や保健の関係者であればいわば"当然"のことと感じていますが，多くの住民は診察すれば「すべてがわかる」と信じています．すなわち，ここにはスクリーニングであると考える実施者と，完璧な診察を受けたいと考える住民との意識の差があります．このギャップの問題は，たとえば，見落としやチェック漏れが起きた場合など，訴訟も含めた乳幼児健診をめぐるトラブルを考えるときにもかかわってきます．

　特に集団健診の場合には，実施者にとってはその子は数十人のなかの1人，いわば one of them ですが，保護者にとってはいってみればほかの子はどうでもよくて自分の子どもだけをちゃんとみてもらいたいと考えています．すなわち only one です．この one of them の感覚と only one の感覚とのズレが，時にはトラブルに発展します．当たり前ですが，only one を期待してきたのに one of them として扱われたと保護者が感じれば健診の満足度は低くなりますし，逆に，only one として扱ってもらえたと感じれば満足度は上昇します．あくまで乳幼児健診は対人サービスですから，どのように顧客満足度を上げるかということも，医学的なレベルや保健指導のレベルを上げることと並んで重要なことです．この方法については，またあとでもお話します．

　このように，健診を行う側は疾患や障害を発見しようとしており，受ける側は健康であるという保証を受けたいと考えていることが多いので，ここには温度差があることを認識しておく必要があります．健康であるという前提の確認のためにきた住民にこころの準備のないまま疾患や障害の疑いを提示すれば，予想していなかったことから不安を感じたり，不満がでたりしやすくなります．また，「健康です」という保証を受けて帰ったと思っているのに，あとで何らかの疾患や障害がみつかれば，"見落とし"というクレームがきます．自治体が主導して行う乳幼児健診では，医療機関での有料の健診に比べてより多くの子どもたちが健診を受けることができますが，一般的には健診通知がきて健診にでかけるため受診動機が統一されていませんから，実施側との温度差の問題が生じやすくなります．この温度差の問題は，医療機関で行う乳幼児健診では比較的少なくなります．そ

れは医療機関に健診を申し込むという手続きの段階で，"受ける"という意思が明らかになっていること，医療機関における個別の健診では集団での健診に比べてより多くの時間を使ってみることができることなどによります．

● 様子をみましょう

「様子をみましょう」という言葉は，結構な頻度で医師の口から発せられます．一般に，医療機関を受診する際には何らかの主訴があり，その解決をめざして受診することが常ですから，受診してみて満足のいく結果が得られなかったり，経過中予想外のことが起きれば再度同じ医療機関に受診するか，ほかの医療機関に相談したり受診したりすることになります．基本的には主訴があるために「様子をみましょう」といっても多くは大事には至りませんが，乳幼児健診の場では医療の現場と決定的に異なる面があります．

それは，乳幼児健診では自治体からの通知で受ける場合でも個人で希望して受ける場合でも，基本的には主訴がないことが多いのです．乳幼児健診を受けにくる住民の希望は「健康である」ことを保証してほしいというものがもっとも多いので，健診で発見された何らかの異常は，保護者が意識していなかったものを指摘することになります．そこで，医師はその問題がそれほど重篤ではないと判断した場合に，使い慣れた「様子をみましょう」という言葉を発することになるのですが，主訴がないままで受診し，単に「様子をみましょう」といわれた保護者は，過剰に心配をする場合を除いて「問題ありません」と同じ意味に解釈しがちです．

乳幼児健診における「様子をみましょう」は，発達指標の問題と皮膚の問題が多いようです．発達指標のなかでも頸定のように重要と認識されているものではあまりないようですが，歩かない，しゃべらないなどについてはしばしば「様子をみましょう」という言葉が使われています．また反り返り傾向や寝返りをしないなどの状況についてもしばしばこの表現は用いられます．いうまでもなく，歩かない，しゃべらないという状況は，年齢にもよりますが神経筋疾患や難聴，知的障害，自閉症スペクトラム障害(autism spectrum disorder：ASD)が背後に潜んでいることもありますので，「様子をみましょう」は適切な表現ではありません．反り返り傾向についても脳性麻痺の初期症状の場合もあり，数か月様子をみている間に痙直性麻痺の症状が進んでしまう場合すらあります．皮膚症状では発

達指標に比べて大きな問題が発生することは少ないのですが，有毛性黒色母斑や大きな血管腫など，医療的な対応が必要な場合もあります．

「様子をみましょう」といわれて様子をみているうちに，適切な治療や療育・教育対応の時期を逃し，結果として子どもに大きな負担や障害を負わせることは犯罪に等しいと私は考えています．特に発達指標や姿勢などで気になることがあった場合は，健診の場で必ず「様子をみる期限と状況を定義する」必要があります．すなわち，具体的にいつまで，どのような状況について様子をみるのかを説明し，時期を限って経過観察をするべきです．経過観察の必要がないものについては必要ないというべきであって，「様子をみましょう」というべきではありません．健診に従事するすべての職種がこのことを認識し，様子をみているうちに時期を失することがないように願っています．

●乳幼児健診の限界

乳幼児健診は一般的な医療機関での診察と異なり，スクリーニングとして行われますから，そこで診断や予後を含めた最終結論までだすことはあまりありません．むしろ短時間でそして相手のこころのゆとりのない状況で結論をだして，それを告げることはしてはいけないことに属します．さらに気をつけなければいけないことは，先にも述べたとおり，スクリーニングには常に限界があるということです．

片端から疑い病名を口にすれば，そこには過剰診断が生まれます．体重の1日増加量が少ない場合や，頸がすわっていない場合などに，これらを直ちに異常と判断すればその対応を要求されますが，乳幼児期は個人差が大きい時期ですから，期間を定めて経過をみているうちに問題点が消えてしまう場合もあります．正常と異常の判定は，私の経験上からも，とても難しいことが多いと感じています．病気が疑われるとの判定が多くなれば精密検査が増加し，不安を抱える住民も多くなります．一般的にはスクリーニングでのカットオフ値（問題を指摘される人）は3％程度と考えられていますが，たとえば3歳児健診における視聴覚健診では，20％を超える精密健康診査受診票が発行されることもあるようです．このような場合には，スクリーニングの方法に問題があると考えられます．一方，先天性股関節脱臼（あとでもお話しますが，最近では発育性股関節形成不全ともいわれます）や難聴，先天性心疾患などが乳幼児健診で発見されずあとになって

から発見されると，見落としだという非難を受けることになります．私の経験からも，これらのすべてを，たとえば4か月児健診で見落とさずにみつけられるかと問われても，健診の環境や状況により差はありますが，100％の自信はありません．結果的に見落としとなってしまうリスクは，残念ながら常にあります．

ですから何か気になることがある場合には，時期と状況を「具体的に」示して経過観察を行うことになります．決して，ただ「様子をみる」わけではありません．繰り返しますが，この健診の限界という問題は，医療および保健関係者はスクリーニングという建前からも理解していますが，住民にも理解されているとは限りません．また，スクリーニングの範囲では正常と判定された場合であっても，偽陰性（実際に疾患，異常が存在するにもかかわらず，各種検査の結果，数値や所見が正常範囲＜陰性＞にあること）となっている場合があることも知っておく必要があると思います．これは何も乳幼児健診に限ったことではなく，生活習慣病健診でもがん検診でも同じなのですが，成人の健診は当事者が受診しますが，乳幼児健診は当事者（子ども）の理解や満足度が把握，評価できないことが多いので，保護者の満足度が重視される点が異なります．

●集団健診か個別健診か

多くの自治体では日時と場所を定めて集団健診を行っていますが，一部の自治体では主として医療機関を利用して個別健診が行われています．

自治体で行う集団での健診のメリットとしては，以下があげられます．

- 理論的には常に一定レベルのサービスが供給される
- さまざまな子育て関連メニューを取り入れることができる
- 多職種，多人数がかかわることができる（一人の子どもをみつめる目の数が多い）
- 友だちづくりにも役立つ
- 経済効率がよい（財政支出が少なくてすむ）

基本的には同じスタッフがかかわるため，これらのサービスのレベルは一定となるのが原則ですが，多くの自治体では診察を医師会などに委託していますので，その場合は医師がローテーションを組むことが多く，診察内容の面では一定とは

なりません．特に，健診後のカンファレンスに診察を担当した医師が参加しない場合には，その傾向がより強くなりがちです．それ以外のメニューについては，自治体での集団健診では多彩な職種（保健師，歯科衛生士，管理栄養士，心理職など）が参加するため，それぞれの専門職が対応する相談などが可能になるほか，耳鼻科健診，眼科健診，整形外科健診などを効率よく取り入れたり，ブックスタートやグループ・ミーティング（育児への困難感がある保護者を対象に，医師，臨床心理士，保健師，保育士などが参加して話し合うためのミーティング）を取り入れたりすることなども可能になります．

　また，地域によっては母子愛育会員，母子保健推進員や子育てNPOが参加して健診を行っているところもあります．友だちづくりは都市部だけではなく，最近では地方においても要望が強くなっています．プライバシーや個人の価値観が尊重されるようになった一方で，人間関係が希薄になりつつあるために，より深い人間関係をもつことへの欲求もでてきているようです．実際に健診の場では，同じ年齢の子どもたちが集まる場に行くことで共通の話題がつくりやすいためか，その場でメールアドレスや電話番号の交換，LINEの友達登録などを行っている保護者たちをよくみかけます．また，経済効率からいえば，一般的に集団で健診を行った場合の1人当たりのコストは，同じ内容を医療機関に委託した場合の2〜4分の1となります．社会全体の流れは集団から個別へということですが，厳しい財政事情を抱える多くの自治体では，財政負担が増えることを承知のうえで医療機関に委託して個別に健診を実施することには消極的です．

　おもな集団での健診のデメリットとしては，以下があげられます．

- 日時・場所が限定される
- かかりつけ医にみてもらえない（偶然当たる場合もあるが）
- 待ち時間や健診自体の時間が長くなる
- プライバシーの保護が十分とは限らない

　日時と場所については，多くの子どもたちを効率よく集めるために，自治体では乳幼児健診の日時を指定して実施しているところがほとんどです．最近では就労中の保護者も多くなっており，平日に日時を指定して行うことへの抵抗もあります．また，そのために受診できないという場合も実際に起きてきます．しかし，これは根本的に子どもの健診に有給休暇を取らなければならないという労働制度

の問題でもあります(ある外資系企業では子どもの受診に親が同行する場合,その時間は有給休暇ではなく,特別休暇として扱っている例もあります).

　自治体職員は,基本的に週末は休みとなっているところが多く,スタッフの手配が困難なことから,土日の健診を実施している市区町村は少ないと思います.健診の場所についても,遠い,交通の便がよくない,駐車場が少ないなどの問題が不満としてでてきます.これらの問題に対応するためには,いつでもどこでも健診が受けられる体制をつくるしかありませんが,小児科医の数が足りないことや,さまざまな職種が対応しなければならないことを考えると根本的な解決は困難です.市区町村など健診の実施主体としては,現実的には健診以外の相談事業の充実などで対応することになると考えられます.実際に日曜日に乳幼児健診を実施した自治体もありますが,受診率は意外に上がらなかったそうです.よくよく調べてみると家族みんなが休みの場合は健診以外のレジャーやショッピングに時間を使っていたそうです.乳幼児健診は自治体には実施する義務がありますが,住民には受ける義務はありませんから優先度が低かったのでしょうね.

　かかりつけ医の問題は,たまたま健診をかかりつけ医が担当した場合以外は知らない医師の診察を受けることになり,診察時にコミュニケーションがとれなかったという不満がでやすくなります.特に保護者が質問や疑問に十分答えてもらえなかったと感じたときには,不満が多くなります.この問題は,かかりつけ医で健診を行う個別方式にすれば解決できる面もありますが,実際には小児科医の絶対数が少ない地域が多いので,簡単には解決できません.また,ふだんその子どもを診慣れているかかりつけ医では「慣れている」ためにかえって異常はないだろうと思い込んで「見落とす」というリスクもあることを,ある開業の先生から伺いました.

　待ち時間に関しては,個別に医療機関で受ける場合には時間を予約して待ち時間をなくすことも可能ですが,集団対応の場合には,どうしても多数の子どもたちに対応するために待ち時間や健診自体の時間が長くなりやすいという問題は避けられません.健診の際の動線を工夫したり,グループごとに受付時間をずらしたりするなどの対応によって,待ち時間を減らすことができます.この健診の待ち時間の問題は,長くなればなるほど保護者にとっての健診の満足度が下がることが調査した結果からわかりました.たった10分の待ち時間でも状況によっては大きな不満につながりかねません.どこで健診の流れが悪くなり,待ち時間が発生しているのかなどは,ときどきチェックしておく必要があります.

同時に，多くの子どもたちを集めて行う健診では，ほかの親子に診察内容が知られてしまう，説明がほかの保護者に聞こえる，プライバシーへの配慮が足りないと指摘されることがあります．多くの子どもたちの健診を一定の時間内に行うためには，これらのことが犠牲になりがちですが，やはり健診を行う側も受ける側も落ち着いて話をすることができる環境づくりは大切ですし，それがそのままプライバシーの保護にもつながります．なかなかすべてを別々の部屋で行うことは難しいとは思いますが，問診の場所につい立てやスクリーンを配置して物理的に仕切りをつくるだけでも心理的な安心感につながるようです．

●乳幼児健診の設計

　これまで述べてきたことを踏まえて，現在行われている市区町村などによる公的乳幼児健診事業の見直しや，新たな健診を始めるときに必要なことに関するおもな問題点は以下のようになります．

- 保健部門で集団での健診を行うか，それとも個別に医療機関などで行うか
- 日時と場所：職員の勤務時間や勤務場所，住民のきやすさ，交通の便などを検討
- 健診内容：法律で定められているものはその実施項目に則って実施し，ニーズに合わせて充実させる
- 周知手段をどうするか
- 展開したい事業の財政的な裏づけはどうするか

　まず，集団で行うのか，医療機関に委託して個別で行うのかという問題があります．それぞれのメリットとデメリットについてはすでに述べましたが，現状を変更する場合においても，これらの内容を検討する必要があります．

　日時や場所をどうするかは意外に大きな問題ですし，それを不適切と感じた住民からのクレームにもつながりやすいことに注意が必要です．平成の大合併によって，市区町村によっては管轄する地域が広がったところも多く，そうかといって合併前の旧市区町村のそれぞれで乳幼児健診を行うためには財政的にもマンパワーの面でも余裕がありません．

健診の場所は，保健センターなどを使うのか公民館などを使うのか，駐車場や交通の手段をどのように確保するのか，周辺道路の安全面はどうか，健診後に友だちになった親子がお茶する場所が近くにあるか，などを考えることになります．特に新規に健診を開始する場合には，こうしたインフラも含めた状況を検討する必要があります．

　市区町村が実施する健診の実際の内容は，今までやってきた方法を踏襲し，あまり検討されていない場合もありますが，実際にはとても大切な問題です．1歳6か月児健診，3歳児健診については母子保健法施行規則に規定されていますが，乳児期の健診や市区町村で独自に行う健診については制約がありません．また規定されていてもそれが完璧にこなせるかというとそうもいかないことも受診人数の多い集団健診ではありがちです．ですから合理的かつ実用的な手だてについてもそれぞれの自治体で考えておく必要があるかもしれません．

　子どもたちの多い地域では，子育て支援や友だちづくりのニーズが高いことが多いので，ブックスタート（後述）や友だちづくりのためのグループ教室などの事業を併設することもできます．子どもたちの少ない地域では，1回当たりの受診児が少ないことを活かして，お年寄りとの触れ合い体験や，遊びの教室（ピア・サポートとの連携もある）や食事づくり（食育推進事業）などを一緒に行うことも可能になります．

　健診の住民への周知手段は，個人宛に郵送通知を行うのか，広報や掲示板，インターネットなどで周知するのかを，それぞれの手段の優劣やコストを考えながら選択することになります．せっかくの健診も住民に知られなければ受診率は上がりません．

　財政的な問題は，多くの自治体にとって重要な問題です．いかに最少のコストで最大の効果を上げるかが，乳幼児健診の設計においても要求されています．実際には常勤の担当者だけではなく，非常勤の専門職を適切に雇用することや，データ管理コストを節減するなどの対策が必要となります．また財政部門とよく連絡して，事業内容やその効果についても説明をして理解を得ておくことも大切です．

●健診での個人情報の管理

　個人情報保護法が施行されて個人情報への認識が高まっている現在，健診での個人情報の取り扱いには，以下のようなきちんとした配慮が要求されるように

なっています．

> - 不必要な個人情報を扱わない
> - 目的外使用は制限する
> - 個人情報請求に備えた記述をする
> - 母子一貫カード（健診カルテ：デジタルデータを含む）は個人情報の塊で貴重品であるという認識をもつ

　健診の時期や地域によっても異なりますが，健診カルテ（あるいはデータ入力シート）にあらかじめ印刷しておく項目はなるべく少なくし，必要に応じて記載を加えることが望ましいと考えられます．将来的には紙ベースのカルテではなく，WiFiでデータを飛ばせるようにしてタブレットPCなどでデータを電子カルテに直接入力する，もっと進めば音声入力してそれを文字変換させて表示させる，なども考えられます．

　不必要な個人情報としては，たとえば父母の生活習慣（飲酒，喫煙などを含む），学歴や経済状況などがあります．これらは子どもの問題を考えるうえで有用な情報になることもありますが，すべての子どもたちの健診に欠かせないとまではいえません．このような情報は必要なときにのみ得るようにすべきと考えています．不必要な個人情報と判断されかねない情報が残っていると，個人情報の情報公開請求の際にトラブルの原因となる可能性もあります．

　健診データは，地域での傾向の把握や都道府県などに提出するためのデータ集計の場合を別とすれば，基本的には受けた子どもとその家族のためのものですから，目的外使用に当たっては慎重に対応する必要があります．研究に用いる場合にも，ヘルシンキ宣言をはじめとして倫理的な配慮も必要になりますし，現在では研究倫理委員会の承認を要することがほとんどであろうと思います．

　乳幼児健診のデータも個人情報公開条例（個人情報保護条例と並んで多くの自治体で制定されている）の請求の対象となるので，あとで住民に公開する場合を想定して独断的ではなく客観的な記述を行い，メモ書きなどは避けるべきです．いうまでもなく，健診カルテは個人情報の塊ですから貴重品です．

　保管には第三者が勝手に閲覧できないようにするなどの注意が必要ですし，一定の年月が経過したら処分するなども必要になります．一定の年月がどのくらいかという基準はありませんが，医療における診療録の保存期間が最低5年とさ

れていますので，これに準じることになると思われます．もちろん母子健康手帳の紛失などによって乳幼児期のデータがなくなり，記載してほしいと依頼されることもあります．そのときにさまざまなデータを復活させるためには，保存期間はもう少し長くなるかもしれません．最近では，健診記録も紙ベースではなく，電子化されている市区町村が増えてきました．情報漏えいや個人の特定という面での注意を払う必要があることは当然ですが，省スペース化にもなるので，子どもが成人に達するまでデータを保存するということも増えてくるかもしれません．また定期予防接種については，その記録台帳を市区町村が備えることが要求されています．予防接種台帳と乳幼児健診の記録を一体化している市区町村もあり，この場合には多くは20歳頃までのデータの保管を考えているようです．

　また，多くの市区町村で健診データや予防接種歴などがデジタルデータで管理されるようになっていることから，情報管理の面で新たな問題がでてきています．たとえば，健診履歴を参照するときには住民基本台帳のデータとの照合が簡単にできれば便利なのですが，それは住民基本台帳のデータにアクセスできる人やサイトを増やすことになり，情報流出の危険性も高まります．万が一，情報流出事故が生じた場合，1件，2件という単位ではなく，数千，数万件の情報がまとめて外部に流出することになりかねませんし，個人の健康情報がそのような形で流れた場合には，特に障害関連や児童虐待関連の情報については取り返しのつかない結果になることも考えられます．個人情報の管理は慎重のうえにも慎重である必要がある．そして，情報の流出の多くはシステムのエラーではなく人為的なミスによる場合が多いことも頭に入れておきましょう．

●子育て支援としての健診

　健診というシステムができ始めた当初は，疾患や障害の早期発見や栄養指導などに力点が置かれていました．しかし，少子化を迎えている現在では，子育て支援という流れのなかでの社会資源のひとつという位置づけもされようとしています．最近20年間，特に少子高齢化の問題が大きくなるにつれて，乳幼児健診も例外ではなく，子育て支援としての側面が強く唱えられるようになってきました．公的機関で行う乳幼児健診では，疾患や障害の早期発見だけでなく子育て支援を行うために健診をより総合的なものにしていく必要があります．

　健診も子育て支援の一環として，友だちづくりやブックスタート，子育ての専

門家としての保育士の健診参加などが考えられます．また，小さなグループに分けて住居が近い住民を集めてグループ・ミーティングを開くことも，友だちづくりや共通の話題づくりには役に立ちます．最近ではピア・サポート（後述）という方式で，育児経験や悩みへの対応を継承していくことも各地で行われるようになっています．子育て支援は，健康だけではなく生活全般を見渡す必要があります．

　子どもの生活をみても，早寝早起きが子どもの生活であったのは遠い昔のことで，現在の子どもたちは決して早寝ではありません．東京大学大学院教育学研究科にいらした鈴木美枝子先生（現 玉川大学教育学部教授）と乳幼児健診の機会に調査をしてみたところ，1～4歳6か月までの子どもたちの就寝時刻は図1に示すように，午後9時までに寝る子どもは1～1歳8か月では20％以下，3～4歳でも22～23％に過ぎませんでした．このように，就寝時刻は明らかに遅くなっています（鈴木美枝子，平岩幹男，他：小児保健研究 70：495-505, 2011）．

　こうした状況は，母親の就労とも関係して，保護者の生活パターンが子どもも含めた家庭全体の生活パターンとなり，その結果として子どもの就寝時刻が遅くなっている可能性があります．子どもに早寝をさせるということひとつをとっても，保護者自身の体調，生活パターンや親子関係の問題も絡んでくるので，乳幼児健診の場で就寝時刻が遅い子どもをみつけたからといって，「早く寝ましょうね」と話せば事態が解決するわけでもありません．私は，生活リズムを規則的にして，きちんと維持できるようにお手伝いをすることは，立派な子育て支援であると考えています．子どもの睡眠時間を十分確保できるようにするためには，子どもだけではなくきょうだいや祖父母を含めた家族の生活パターン全体に介入す

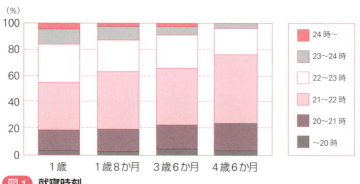

図1 就寝時刻

る必要が生じてきます．就寝時刻が遅くなるということは，起床時刻をその分遅くしない限り，保育所などで昼寝の時間があるとしても子どもの睡眠時間が短くなることを意味しますので，見過ごすわけにはいきません．質の高い睡眠時間を十分に確保するために，乳幼児健診の場でも生活の見直しについてのアピールをしていく必要があるように思われます．3歳児では睡眠時間は9時間以上が望ましいこともお話することがあります．

●ピア・サポート

ピア・サポート(peer support)は，最初はピア・エデュケーション(peer education)から始まりました．これが最初に始まったのはイギリスで，子どもたちの性行動に歯止めがかからないことから，性教育について大人が教えるのではなく，子どもたちより少し上の年齢の人たちが子どもたちの話を聞き，教えることが役に立つという考え方から始まりました．性教育についてはわが国でもこの手法が取り入れられている地域があります．

ピア・サポートはピア・エデュケーションの応用で，"教育"というよりも"支える"ということに力点が置かれています．子育て支援においても，医師や保健師などの専門職ではなく，それまでに子育てをしてきた人がこれから子育てをする人に必要なことや困ったことなどを伝えるというものです．これまでにいくつかの地域でピア・サポートのお手伝いをしてきましたが，先輩ママたちの優しい語りかけがとても印象に残っています．そして，この手法がダウン(Down)症をもつ子どもや家族の支援，多胎児育児の支援などにも広がっていますし，地域の子育て相談などに応用しているところもあるようです．住民の異動の多い地域では，新しく転入した住民は地域の子育てについての社会資源の知識が乏しいので，そうした知識の補充や利用する際の注意などを伝えることも役に立ちます．もちろんピアママ(ピア・サポートをするお母さん)は専門職ではありませんし，職業でもありません．ですから，専門職による技術的・情報的な援助が必要ですし，困ったときに相談にのる必要もあります．住民とピアママは専門職とは違って価値観や興味のあることなど共有できる部分がある場合が多いので，同じ目線に立つことができるというメリットがあります．

●ドアノブコメント

　診察が終わって帰ろうとするとき，ためらいがちに聞こうか聞くまいか迷っている保護者を目にすることがあります．ドアノブに手がかかってからということで"ドアノブコメント(door knob comment)"ともいわれるものですが，これが本当は保護者がいちばん聞きたかったことかもしれません．特に発達のことやこころの問題が気になっているときには，すぐには口にだせないこともよくあります．気になっていることをそのままにしてドアをでてしまうと，ずっと気にかかったままになるかもしれません．時には診察室をでて戻ってくる場合や，施設をでようとするときに事務職員にこうした姿をみせることもあります．これに気づいてきちんと対応することは，健診の満足度を上げるだけではなく，診察では気づかなかった何かに気づかせてくれるチャンスでもあります．ドアノブコメントを大切にすることは，医師や保健師だけではなく受付の事務職員まで含めて，乳幼児健診に携わるすべての人にとって大切なことです．そのために，ドアノブコメントを聞こうとするアンテナを高くするように心がけるべきだと考えています．そして，ドアノブコメントを見逃さない，それを支えることのできる乳幼児健診の体制をめざしたいと考えています．

●チャイルドシート

　2000年の道路交通法の改正により，6歳未満の子どもが自動車に乗る場合のチャイルドシートの使用が義務づけられました．しかし，実際の装着率は，もっとも高い2歳前後でもまだまだ十分ではないと推定されています．確かにチャイルドシートを用いなかった場合の死亡率は用いた場合に比べて10倍以上と考えられますので装着は必要ですが，最近問題となっているのは不適切な使用であり，きちんと自動車のシートに固定されていない，子どもがチャイルドシートから飛びだしかねないような装着をしていた，などがあります．

　かなり前ですが，集団での予防接種のときにチャイルドシートの装着のチェックをお願いしたことがあります．30%以上のチャイルドシートの取り付けが不十分と判定されました．また助手席のチャイルドシート装着は，国によっては違法ですし，事故にあったときの被害が大きいのでおすすめはしていませんが，どうしても取り付けるならば必ず3点以上で体を支えるものを適切に取り付けて

くださいとお話しています．

最近の乳幼児健診では自動車で健診に来所することが多いので，健診の機会にチャイルドシートの装着チェックやキャンペーンができればと考えています．

● ブックスタート

最近の子どもたちが本を読まないという傾向はわが国でも指摘されていますが，世界的にも同様の傾向があるといわれています．そのため，小さいうちから本に親しんでもらおうということで，ブックスタート事業がイギリスで最初に開始され，わが国でも多くの自治体で実施されています．具体的には，4か月などの乳児健診の際に絵本の読み聞かせなどを行って，絵本を保護者にプレゼントしたりして，家庭でも読み聞かせや絵本をみる習慣を根づかせようというものです．実際に4か月児健診で行ってみた経験からは，赤ちゃんは開かれた頁に描かれている絵をじっとみつめていますし，読み聞かせの間もぐずらずに聞いていることが少なくありません．それをみている保護者も赤ちゃんが本に興味を示すことに新鮮な感動を覚え，その後の読み聞かせの習慣につながることもあるようです．本の読み聞かせをすることはテレビ任せの子育てとは違います．肉声を聞かせて語りかけます．特に乳児にとっては母親の声は安心できる音楽のようなものですから，親子関係の形成にも，愛着形成にも役立つのではないかと考えています．もちろん父親の参加も大歓迎です．それを機会に保護者が本を読むようになるかもしれませんね．

● ペット

室内でペットを飼育している家庭が増えています．妊娠前から飼育していることも多いですね．ペットと乳幼児について質問を受けることがあります．もちろんペットの果たす役割が少なくないこともわかっています．ペットに癒されるばかりではなく，場を和ませたり，子ども自身の役割分担ができたりとさまざまです．

一方で，ペットの毛によるアレルギーや呼吸器症状，ペットの糞便からの感染，ペットによる赤ちゃんへの危害の可能性などから，少なくとも乳児期には室内でのペットの飼育は避けるようにと私は話しています．どうしてもという場合には，なるべく同室を避けて換気をよくするように伝えています．

アレルギーの原因としてのペットは猫がもっとも高率ですが，犬，ウサギ，ハムスターなどでも十分原因となりえます．感染症の面では，カンピロバクターによる胃腸炎や，鳥からのオウム病をはじめとして人畜共通感染症のリスクがあります．しかし，このような説明をしてもペットは家族の一員ですと譲らない場合も少なくないのが現状です．

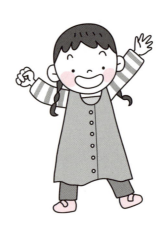

第3章 1か月頃の健診

　生後1か月は「この世に慣れてくる」時期です．長い子宮内での時間からようやく外にでてきて1か月です．まだまだ1日の生活リズムもできていませんし，今後の生活に適応していけるかどうかもわかりません．出生体重など生まれたときの状況や抱えている疾患などがある際にはまだ入院している場合もあります．ですからこの章では満期産児であり，家庭で生活している子どもという前提でまとめてあります．またこの章での診察手順や気になることへの対応の多くは，本書の対象ではありませんが，産婦・新生児訪問での新生児のチェックにおいても役立ちます．

　生後1か月の健診は，わが国では大病院などを除くと産婦と併せて産婦人科で実施されていることが多く，自治体などが集団で実施しているところはありません．乳児の健診を産婦人科医が行うのか，小児科医が行うのかについては議論もありますが，その後の予防接種計画を考えることやビタミンKの追加投与の問題などもありますし，「かかりつけ医」をつくることも考えれば，可能であれば小児科医による健診が望ましいと思います．もちろん，小児科医の不足からそれが困難な地域もあります．地域によっても異なりますが，大都市圏で20〜40％を占める里帰り分娩の場合には，1か月健診で子どもの状態を確認してもらってから本来の住居地に帰ることも多く，身体的なチェックを行ううえでも重要な健診です．また，子どもの問題だけではなく，母親も精神的な問題を抱えていることがありますので，適切に対応していく努力が必要です．

　最近では1か月児健診の前に2週間健診を実施している医療機関も増加してきました．母乳の確認や，黄疸，スキンケアなどだけではなく，特に第1子の場合には外にでて話をするということだけで母親の気分転換やリフレッシュにつながる場合もあります．すべての子どもに必要かどうかの議論はさておき，利用したいなと考えたときにそれができるシステムづくりも今後の課題です．

● 1 か月児のイメージ

　正期産児（在胎週数が 38〜42 週）かどうかによって大きく異なりますが，正期産児の場合には，出生時から 1 日当たり 20〜35g の体重増加を示すことが多くなっています（出生後の生理的体重減少がもっとも多い時期からは 20〜40g の増加になります）．生下時体重による影響が大きいので，体重は絶対値よりも増加率で判断するほうが合理的です．生下時には頭囲が胸囲よりも平均で 1cm 程度大きいのですが，この時期にほぼ等しくなります．臍の乾燥はまだ十分ではなく，びらんや滲出液を認めることもあります．特に母乳栄養児では眼球結膜や皮膚の黄染をしばしば認めますが，増強していることよりは軽快傾向にあることが多くなっています．昼夜を含めた 1 日のリズムはまだできていないので，睡眠は 2〜4 時間程度しか持続せず，哺乳回数は 1 日 6〜8 回に及びます．声や音への反応もみられ，明るいほうをみつめたり，30cm くらいの近い距離では視線を合わせようとしたりする（アイ・コンタクトをとる）ことも可能になっていることが多いです．重力に抵抗する体の動きは，まだ背臥位で垂直方向に手足を持ち上げることは少ないのですが，水平方向には活発に動かすようになります．

● 1 か月児の身体測定値

　平成 22 年乳幼児身体発育値から目安となるパーセンタイル値を表1に示します．

表1 正期産の日齢 30 日児の身体発育値

男児							パーセンタイル	女児						
3	10	25	50	75	90	97		3	10	25	50	75	90	97
3.00	3.37	3.74	4.13	4.51	4.85	5.17	体重(kg)	2.90	3.22	3.54	3.89	4.23	4.54	4.84
48.7	50.4	51.9	53.5	55.0	56.3	57.4	身長(cm)	48.1	49.7	51.1	52.7	54.1	55.3	56.4
33.8	34.7	35.7	36.7	37.6	38.3	39.1	頭囲(cm)	33.1	34.1	34.9	35.9	36.7	37.5	38.2
31.8	33.2	34.5	35.8	37.1	38.2	39.3	胸囲(cm)	31.4	32.7	33.9	35.1	36.3	37.4	38.4

（厚生労働省：平成 22 年 乳幼児身体発育調査報告書より）

●健診で実施すること

問診，身体計測(身長：臥位で0.1cm単位まで測定，体重：10g単位まで測定，胸囲：0.1cm単位まで測定，頭囲：0.1cm単位まで測定，カウプ指数：BMIの計算．体重の1日増加量の計算，身長，頭囲，胸囲は出生時からの増加量の計算．成長曲線については巻末の「参考文献」を参照)，医師の診察などを行います．

母親の乳房マッサージや授乳指導などで意外に時間がかかることもありますが，母子ともに初めての外出である場合もあり，母親の診察も含めて手順よく行うことが求められます．新生児期に行った先天性代謝異常や聴覚のスクリーニングの結果を確認しておくことも必要です．

ビタミンKとして通常ケイツー®シロップ2mgを投与することが多いのですが，生後5～6日目と生後1か月の投与だけではビタミンK欠乏症による頭蓋内出血などが十分に防止できないことが問題となっています．実際には生後2か月頃にもう一度追加投与するか，生後3か月まで1週間ごとに投与することが望ましいと考えています．ビタミンK欠乏症は新生児期の症状は消化管出血などが多いですが，1か月以降は頭蓋内出血が中心になってきますので，1か月児健診で投与を終わるべきかどうかは考える余地があると思います．できればロタウイルスワクチンなどを始める2か月頃に追加投与してもよいのかなと思っています．1回分のパックも販売されているので「2～4週後に飲ませてください」と渡すこともできます．

●問　診

まずは保護者が落ち着いているかどうかをみましょう．子どもについての問診以前に，まず保護者(おもに母親)が安心して育児のできる状況にあるかどうかが重要です．抑うつ傾向は約20%の母親にみられると考えられており，第1子の場合には若干その割合が増加します．エジンバラ産後うつ病自己評価票(Edinburgh postnatal depression scale：EPDS)によって母親の抑うつ状態を判定しようとする試みも始まっています(1か月児健診ではできないことが多いため，4か月児健診で実施している自治体もあります．また，産後うつ病は産後6週目頃と6か月目頃に多いことがわかってきており，生後1か月では生理的に起こりうる抑うつ状態＜自然に軽快する＞との区別という点で，必ずしも正

確にスクリーニングできるとは限らないと私は考えています）．これについては
また「第10章　母親の抑うつとその周辺」でふれます．

　抑うつ傾向の明らかな母親への問診は，ただ質問項目を順に聞いても母親のほ
うは責められていると感じがちですし，健診を受けたときの対応によっては抑う
つが悪化することもありうると思います．

- よく眠れますか
- 食欲がありますか
- イライラしませんか

　この3つについて，私はなるべく聞くようにはしていますが，これらのいずれか
の質問に対して「いいえ」という答えがあったとしても，それで"うつ"とは即断
できません．うつではなくても，何らかの社会経済的困難に直面している場合や，
家族間の問題が起きている場合も「いいえ」という答えはでてきます．「いいえ」
があったときには，少し時間をかけて話を聞く必要があると考えてみましょう．

　話すだけで楽になることもあります．もちろん，医師ではなく看護師や保健師，
心理職などが対応してもよいと思います．このような場合には，静かな場所で時
間をかけてリラックスできる場をつくること，そのときだけではなく継続して相
談を続けられる状況をつくることが大切です．里帰り出産などで継続的対応が困
難な場合には，居住地の保健センターなどにフォローアップを依頼したほうがよ
いと思われます（公式なものではありませんが，日本看護協会が看護連絡表を作
成しており，母親の問題，子どもの問題ともにこれを利用している医療機関も増
えています）．

　従来から，産後には"マタニティブルー"という病態が知られていましたが，
近年，産後うつ病という概念でまとめられるようになっています．もちろん，産
後だけではなく妊娠中から続いているうつ病もあります．最近では，乳児を抱え
る母親の精神面の評価や対応が重視されるようになってきました．うつ病に対し
ては，現在は選択的セロトニン再取り込み阻害薬（serotonin selective reuptake
inhibitor：SSRI，商品名ではパキシル®，デプロメール®，ルボックス®，ジェ
イゾロフト®など）などを使うことが多いですが，多くの向精神薬は妊娠中や授
乳中には胎児の成長への影響や，母乳へ移行するために，使うことができないと
されてきました．最近では，『お母さんに伝えたい　授乳とくすりガイドブック』

（巻末の「参考文献」を参照）にも書かれているように，SSRIについてはほぼ安全と考えられるようになってきましたが，選択的セロトニン・ノルアドレナリン再取り込み阻害薬(serotonin noradrenarine reuptake inhibitor：SNRI，商品名トレドミン®，サインバルタ®)についてはまだ安全性が確立されていないと考えられます．従来から使用されてきた三環系，四環系抗うつ薬については多くは安全と考えられていますが，一部は安全性が確立されていません（使用経験が少ない場合を含みます）．詳しくは，それぞれの薬剤の添付文書や巻末の参考文献などをご覧ください．

　産後うつ病についてはEPDSの実施などを含めて早期発見・早期対応が叫ばれていますが，実際にうつ病の妊婦や乳児を抱える母親に対応することは決して簡単なことではありません．治療の面でも，欧米では母子同室入所のできる施設ができていますが，わが国では子どもと離れて母親だけが入院することになるので，さらに治療的対応が困難になります．

　問診ではそのほかに，妊娠・分娩の経過や家族歴について聞いておくことが大切です．妊娠中に糖尿病や甲状腺疾患の治療が行われていたり，向精神薬などが投与されていたりする場合には，それらが子どもの状態に影響を与えているのではないかと母親が過剰に心配している場合もありますので，問診でも心配事になっていないかを確認しておく必要があります．これらの疾患に加えて，妊娠後期の流産を含む死産や，家族内でこれまでに出産した子どもの乳児期での死亡などがある場合には，先天性代謝異常などを含む遺伝性疾患が存在するかもしれないことも考えたほうがよいと思われます．こうした項目の問診はかなり気を遣う項目です．たとえば問診項目が並べられた紙をみながら質問すると，答えようとする母親の表情はわかりません．問診は紙をみなくてもゆったりとできるように練習してください．繰り返しますが，抑うつ状態にある母親はみただけでわかるわけではありません．笑顔の裏側に何があるかわからないという気遣いが必要です．

　子どもについての問診の具体的な内容は，まず生活リズムです．寝ている時間，起きている時間，哺乳（母乳か人工栄養か混合か）の内容や回数，哺乳1回当たりの時間，排便の回数や性状などについて聞きます．このときに母親が笑顔で答えているのか，不安そうに答えているのか，質問内容がうまく伝わっているのか，理解しているのかなどを観察しておくことも母親の状態を知るうえで役立ちます．ここでは質問を急いで進めないことがポイントです．1か月児健診は集団で行われるわけではないので時間的に余裕があることが多いですし，何もかも不安

な母親に対して,あわただしく聞いて答えさせようとするのは不安を煽るだけです.特に睡眠や哺乳についての悩み事は多いですし,そうした悩み事を抱えているとそれが日々のことですから母親の気分の落ち込みにもつながっていることがあります.少し丁寧に説明するだけで安心することもあります.

次に,子どもの身体の状態についてひととおり聞くことになります.活気があるかないか,皮膚の状態,臍の状態などを含め,図1にチェックリストの例を示しました.このようなリストに従って問診項目をチェックすることが診察のときにも役立ちます.

●見落としたくない症状

◉ 体重増加不良

まず,体重増加不良は見落とせません.1日の体重増加量が15g以下の場合

遊 び	□声をかけて遊ぶ □ときどき遊ぶ □見ていると悲しくなる
哺 乳	□母乳 □ミルク □混合栄養
哺乳時間	□短い □普通 □長い(目安は片側の乳首5分以内は短い,10分以上は長い)
哺乳回数	＿＿＿回
げっぷ	□すぐ出る □なかなか出ない □よく吐く
睡 眠	□よく寝る □すぐに起きて眠らない □寝かせるのに苦労する
排 便	□1日1〜2回 □1日3回以上 □数日に1回
便の色	□黄色,茶色 □緑色 □白い,あるいは黒い(無胆汁便,出血便の可能性)
目について	□目が合う □涙が出ない □目やにが多い
耳について	□形がおかしい □聞こえていないと思う □耳だれがある
皮 膚	□黄色いと思う □湿疹がある □オムツかぶれがある □ほかに気になることがある
臍	□乾燥している □いやなにおいがする □ただれている,出血する
その他	□鼻がつまる □咳がでる,ぜいぜいする □理由なく泣く □手足がよく震える □向き癖がある □しゃっくりが止まらない □おりものがある(女児) □必要に応じて適宜追加する

図1 チェックリストの例

には何らかの対応を考えることになりますし，後述するそのほかの問題が同時に存在するときには疾患との関連を考慮することになります．体重増加不良の場合に考える病態と疾患は，「第4章 4か月頃の健診」に示しました．なお，母乳栄養児で1日の体重増加が25g以下であるとすぐにミルクを追加するように指示される場合がありますが，この時期は栄養面だけではなく，母体の回復や母子関係の形成，子どもの免疫力などの面からも，母乳はとても大切ですし，全身状態が良好でそのほかの問題点を抱えていない場合には，あわててミルクを追加する必要はありません．体重増加不良が喘鳴を伴っている場合には，実際の哺乳の様子をチェックしておくこと，内視鏡で喉頭のチェックをしておくことがすすめられます．

● 黄　疸

　黄疸は母乳性黄疸が多いのですが，見た目と実際のビリルビン値は必ずしも一致しません．疑わしいと感じたら測定することが必要です．また，遷延する新生児黄疸，母乳による黄疸のほか，乳児肝炎（必ずしも肝腫大は明らかではない）や先天性胆道閉鎖，各種の先天性代謝異常などを考える必要があります．黄疸があり，便の色が白っぽく，体重の増加が悪い場合には精密検査や治療の対象となります．母子健康手帳に便色カードが挟まれているので，それと対比している保護者も増えてきました．便については便色カードで保護者が確認していれば安心なのではなく，この時期にはしばしばおむつに便が付着していたり，肛門周辺に残っていたりすることがありますので，可能な限り目視で確認してください．胆道疾患には関係ありませんが，乳児発症の糖尿病で，1か月時には黄疸と活気のなさのみが目にみえる症状であったケースも経験しています．

● 臍びらん・じくじく

　臍びらんでもっとも問題となるのは感染で，嫌気性菌による感染の場合もあるので，膿や異臭を放つ滲出液があるときには細菌培養を行い，その結果により適切な治療を行う必要があります．以前は硝酸銀棒での処置が多かったのですが，最近では入手できなくなり，硝酸銀の液体を使う，消毒する，あるいは，特に処置は行わないなど，対応は医療機関によって異なります．
　臍びらん，肉芽腫の場合だけではなく，臍ポリープが隠れていることもあります．またなかなか治らない場合には，臍腸管遺残や尿膜管遺残が背景にある可能

性も考えてみてください．画像検査が必要な場合もあります．

● ヘルニア

　ヘルニアは鼠径ヘルニアがもっとも多く，陰囊内への腸管の脱出などがしばしばみられます．鼠径ヘルニアは基本的に外科的治療の対象であることを保護者に説明し，嵌頓の留意点（膨れたまま戻らないときは受診すること，手で戻そうとして圧迫しないこと）を説明しておきます．また，鼠径ヘルニアはしばしば両側性にみられます．陰囊内に脱出していることもありますし，その場合には精索水腫，陰囊水腫との鑑別が重要になります．女児の場合には Nuck 管水腫（腹膜鞘状突起：Nuck 管が閉鎖せずに遺残し，鼠径部が膨れてみえます）も鑑別の対象になりますが，小児期の場合には経過観察のみが多いと思います．

　臍帯ヘルニアは，新生児期に対応されているので，この時期にみつかることはまれです．臍ヘルニアは，この時期にはまだ腹直筋の離開があるために目立つことがありますが，自然治癒する場合が多いので経過観察とする医療機関もありますし，将来の整容面を考慮して綿球やガラス玉などを当て腹腔内に押し込んでテープで留めるなどの処置を行うこともあります．家庭では 10 円硬貨を絆創膏で貼りつけて押さえるなども行われることがあります．海外では何もしない国が多いようです．

● 皮膚色不良

　皮膚色がよくない場合には，その原因が血液循環や呼吸の問題か，皮膚の問題かを区別する必要があります．この時期では，血液循環や呼吸の問題による場合が多いと考えられます．チアノーゼをはじめとする循環器系の問題の場合には，体重増加不良や哺乳の低下が合併します．チアノーゼ性の心疾患，たとえばファロー（Fallot）四徴症でも心雑音が聴取できない場合があり，私もこれまでに皮膚色がよくないことだけが診断の手がかりであったケースを 2 例経験しました．循環器系の問題であれば当然，速やかな対応が必要です．呼吸器系では皮膚色不良から気胸が明らかになったケースもありました．

　皮膚の問題の場合には，先述の黄疸のほかにも皮膚の色素異常（神経系や免疫系，内分泌系の異常などを伴うこともあります．特に白斑や黒色斑の多発，外陰部の強い色素沈着などがあれば，全身のチェックや検査が必要になります）もみておく必要があります．いちご状血管腫とリンパ管腫については「第 4 章　4 か

月頃の健診」でふれます．

　皮膚そのものの異常（先天性魚鱗癬，皮膚欠損など）もこの時期にみつかりますし，おむつをはずして腰仙部に異常がないかどうかをみておくことも大切です．正中の陥凹や隆起，変形は脊髄疾患（潜在性の二分脊椎を含む），毛巣洞の可能性も考えます．

● 筋緊張低下

　筋緊張低下は，神経疾患や筋疾患でみられるほか，この時期には循環器疾患，内分泌・代謝疾患でもみられます．一側の上肢や下肢を持ち上げて離したときに，覚醒しているにもかかわらず筋性の抵抗がなく落下する場合には要注意です．脳性麻痺を疑う場合でも，この時期には筋肉の柔らかさが重要です．したがって，この時期に筋緊張低下をみた場合（多くは体重増加不良を合併します）は何もしないで様子をみることは禁物で，経過観察の場合でも2週間を超える漫然としたフォローアップ期間はすすめられません．

● 嘔吐，下痢

　嘔吐と下痢は，生後1か月では脱水や電解質異常を伴いやすく重症化しやすいので放置できません．たとえば，肥厚性幽門狭窄症では噴水状の嘔吐を繰り返すことが多く（腹部の腫瘤は体表から触れるとは限りません），水頭症や中枢神経系の異常でも嘔吐を繰り返すので，この時期の繰り返す嘔吐は入院精査の適応と考えています．この時期の肥厚性幽門狭窄症では超音波で腫瘤が目視できる場合もあります．また水頭症も大泉門からの超音波で確認できることが多いです．

　なお，授乳後にだらだらとミルクなどを戻す溢乳では，体重増加が順調であれば経過を観察していてかまわないと考えています．下痢については，水分摂取が十分で全身状態に問題のない場合は重症である可能性は少なくなりますが，便の性状に変化を伴い，脱水が疑われたり，機嫌の悪さが続いたりする場合には，感染症や消化器疾患のみならず，先天性代謝異常や中枢神経系の疾患も考える必要があります．

●診察手順の1例

❶まず，全身を観察します．仰向け（背臥位）とうつぶせ（腹臥位）の両方をみます

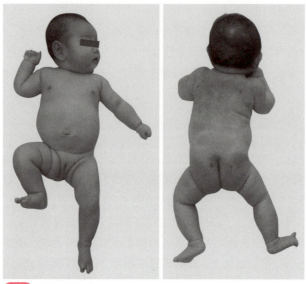

図2　全身の観察
最初に姿勢を観察する.

(図2).腹臥位では,1か月ではすぐに頸を上げてくることはまだ少ないですが,背臥位と腹臥位にして外表奇形がないか,体幹と四肢のバランスがとれているか,皮膚色に問題がないか,呼吸状態に問題はないか,姿勢で筋緊張異常を疑わせるものはないか,などを観察します.内反足や外反足も有無を確認します.ただ観察するだけでなく,多くの場合は母親が(時には父親や祖母なども)一緒にいますので,前述のように母親の状態に気を配り,抑うつ状態であったり,不安そうにみえたりする場合には,まずゆっくりと話しかけます.姿勢の観察をたくさんの例で行う経験は,「何となく変」と感じることのできる感覚を育てます.ですから,いきなり診察に入るのではなく,まずは全身の観察です.

❷次に,心音,呼吸音を聴取したあと,頭部から順番に診察します.頭部では大泉門の状態や頭皮の状態を観察し,眼脂や流涙を確認します.開眼して観察できるようであれば,ペンライトで光を当てて瞳孔や児の反応をみます.耳については,聴こえの確認はこの月齢では診察の場では困難なので,副耳,先天性耳瘻孔などの奇形,耳漏などをチェックします.口腔内のチェックは,私は舌圧子ではなく指で触っています.ひととおり指を回すようにしてみます.指先の感覚は人さし指のほうが鋭いのですが,太いのでこの時期には小指を使って

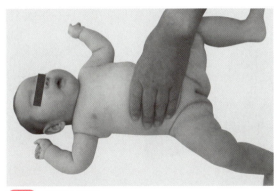

図3 腹部の診察

います．口蓋裂（新生児期に見落とされている場合もある）に注意して硬口蓋を指で触れ，上唇小帯や舌小帯もチェックしておきます．巨舌や小顎の有無もこの時点で確認できます．舌表面が白くなっている場合は，ミルクかすか，カンジダ感染の鵞口瘡です．次に，頸部の診察では湿疹や斜頸がないかどうかをみていきます．

❸腹部の診察では，まず背臥位でゆっくりと腹部全体を触ってみます（図3）．腹壁の緊張の有無や腫瘤を触知しないかなども，このときにみておきましょう．肝臓，脾臓など，そのほかの腹部腫瘤の有無を確認したあと，臍の状態を観察し，分泌物や発赤などがある場合は必要に応じて処置を行います．男児の外陰部や鼠径部については，陰嚢水腫や停留精巣，埋没陰茎，尿道下裂（新生児期にはときどき見落とされていますが，この時期でも発見が困難な場合があります），女児では唇裂の異常などもチェックします．陰嚢水腫は自然治癒することが多いのですが，陰嚢水腫にみえてもまれに鼠径ヘルニアで陰嚢内に腸管が脱出している場合や，精索水腫がみられることもあります．仙骨部を含めた脊椎周辺の異常は，前述したように髄膜瘤や二分脊椎を含めて外科的な対応の必要なものが少なくありませんので，おむつをはずして異常がないか確認をしておきます．

❹四肢の診察では，まず筋緊張と奇形や指の数の異常などがないかを確認します．最後に背臥位で頭の下に手を当て，頭を上に上げ，ついで下げることによってモロー（Moro）反射を，頭部を横に向けることで緊張性頸反射を観察しますが，このときには左右差がないかどうかにも気をつけます（図4）．また，heel to

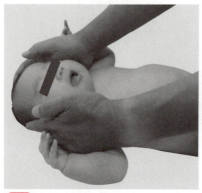
図4 モロー反射

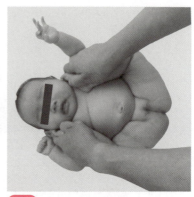
図5 heel to ear test

ear test(両方の踵を手でもって耳に当てる)も行っています(図5)．背中が反り返ったり，つっぱったりしてうまくできない場合には，脳性麻痺や中枢神経系の問題を抱えていることがありますので，そのほかに異常があれば精密検査を行い，ない場合でも1か月後に再度診察をするようにしています．

❺次に，股関節の開排についてのチェックをします(図6)．角度が90°まで開くこと(M字開脚)が原則です．しかし，硬くて開きにくいと感じたときには，無理はしないでください．股関節脱臼は，以前はX線検査で確認していましたが，現在では超音波検査でも確認できます．中指を大腿骨頭付近に当てて足を開いていくと，開排制限があればクリックサイン(click sign)を，音を聞くというよりは指で感じることもあります．股関節については後述します．

❻次に，引き起こしをして体のバランスや筋緊張をみます(図7)．もちろん，まだ頸定はできないので，ぐにゃぐにゃのようにみえますが，引き起こすと目をみつめることもできるようになっていますし，左右のアンバランスも通常はありません．

❼診察が終わったときには，母親に(なるべく笑顔で)診察が終わったこと，大きな問題がなかったこと(ある場合にはそれが疑いなのか，急を要するのかを落ち着いて説明します)を話し，何か気になること，ほかに質問したいことがないかどうかを聞いておきます．

厚生労働省のおすすめとしては，医師の診察において精神的発達の障害，運動発達の異常，神経系の異常，感覚器の異常，血液疾患，皮膚疾患，股関節，斜頸，循環器疾患，呼吸器疾患，消化器疾患，泌尿生殖器疾患，先天異常などについて

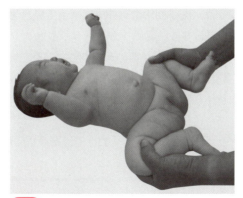

図6 股関節のチェック

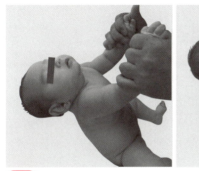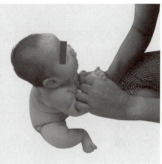

図7 引き起こし

チェックするようにすすめられていますので，みられるものはみておくということだと思います．必須のものについては「診察手順の1例」や「見落としたくない症状」などにまとめてあります．

●1か月児健診でよくある訴えと対応

◉ 先天性股関節脱臼

　最近では，発育性股関節形成不全（developmental dysplasia of the hip：DDH）という名称も国際的にもよく用いられるようになってきました．脱臼は関節臼から骨頭が逸脱することですが，この時期には骨盤側の関節臼は化骨しておらず，臼蓋は超音波検査では確認できますがX線検査では形状がはっきりしま

せん．生後1か月頃では，開排制限や過伸展によって見当をつけることができ，4か月児健診よりは発見しやすいのですが，クリックサインがあったときには，しつこく開排を繰り返さず（関節唇を痛める可能性があるため），超音波検査での確認がすすめられ，整形外科受診も考慮します．実際には，脱臼というよりも臼蓋の形成不全である場合のほうが多いのではないかと考えられるようになってきています．

また開排制限だけでは診断がすべてつくわけではありません．危険因子としてはそのほかに

> ①大腿皮膚溝または鼠径皮膚溝の非対称
> ②血縁者に家族歴がある
> ③女児
> ④骨盤位分娩（帝王切開時の肢位を含む）

を小児整形外科学会ではあげており，開排制限がなくてもこのうちの2項目が該当すれば精密検査（二次健診）の適応とされています．詳しくは，日本小児整形外科学会のウェブサイトも参照してください（巻末の「参考文献（役に立つウェブサイト）」を参照）．もちろん両側の過伸展があっても男児である場合，チェックから漏れてしまう場合もあります．

おむつの当て方で改善するという意見もありますが，それで様子をみればよいということではありません．歩行開始後に発見される例が最近も報告されており，見逃しは将来の運動機能の低下につながります．

● 内反足・外反足

胎内での肢位不良によって，生まれたときに内反足のようにみえてしまうことがありますが，この場合は1か月児健診の頃にはもうみられなくなっています．1か月健診の際にみられる内反足は石膏ギプスなどでの治療を考えます．外反足は経過観察になることが多いですが，将来の歩行に影響を与えると判断された場合には治療的な対応になります．

● 母乳やミルクを吐く

嘔吐（急激に吐物がでる）と溢乳（だらだらと吐物がでる）の場合があり，嘔吐に

ついてはすでに述べましたが，溢乳はげっぷがうまくだせない場合や，口腔内の異常，噴門の弛緩などによっても起こりますので，体重増加に問題がない場合には，まず飲ませ方，げっぷのだし方を実際に目の前で行ってもらうと，なぜだしにくいか，吐きやすいかなどの原因がわかる場合が少なくありません．私は時間に余裕があれば，なるべく母乳やミルクを目の前で飲ませてもらって様子を観察することにしています．

母親から「げっぷがなかなかだせない」「吐きやすい」という訴えがよくありますが，まず乳児が自分でげっぷをだすようになるのは生後6か月頃なので，それまでは母乳やミルクを飲んだら立位姿勢をとり，背中をマッサージするなどしながらげっぷをさせてくださいとお話しています．

この時期の乳児は飲みながら呼吸をしているようにみえます．大人は飲み物を飲むときに息を止めて飲みますが，乳児早期は違います．個人差もあり，実際に呼吸をしながら飲んでいるのか，速いサイクルで空気の流れを止めながら飲んでいるのかはまだ結論がでていませんが，呼吸をしながら飲んでいるようにみえるということは，空気が一緒に胃の中に入る可能性が高いということを意味します．ですから，せっかく飲んだ母乳やミルクを早く消化するためにも，きちんとげっぷをさせて乳児が落ち着くようにすることが大切であると保護者に伝えています．げっぷがうまくだせなくて悩んでいる保護者には，目の前で哺乳してげっぷをださせる練習をしてもらうこともあります．特に母乳の場合に乳児が体幹をねじるような体位で哺乳すると吸啜に努力を要するために哺乳後に吐きやすくなる場合があります．1日に何度も行われる哺乳時のことなので，解決できる場合には解決しましょう．1か月児健診は集団ではないので，その後の月齢よりは余裕もあるはずです．

● 便　秘

母乳かミルクかを問わず便秘の訴えは意外に多いのですが，哺乳や体重増加に問題のない場合には特別の処置は必要ありません．果汁の投与でしばしば下痢を引き起こし，綿棒での過剰な肛門刺激は出血を引き起こすことがあります．頑固な便秘がみられ哺乳も低下する場合には，ヒルシュスプルング(Hirschsprung)病(巨大結腸症．手術を要する)や，女児では直腸腟前庭瘻などを疑う必要があります．ヒルシュスプルング病の場合には腹部が膨満します．こより浣腸，綿棒使用が肛門を刺激するので排便につながることもよくあります．それで排便ができ

ている場合に，使用しないと排便しない子どもになるのではないかと心配されることがありますが，「刺激しているのは肛門だけで腸管ではないので心配ありません」とお話しています．

● 眠らない

　母乳やミルクが不足しており，赤ちゃんが飢餓感を感じている場合にしばしばみられるほか，生後1か月では少ないと思われますが，皮膚の病変（湿疹など）などによって痒みが強い場合にも睡眠の障害が生じます．母親の精神状態が不安定な場合にも，実際以上に児が眠らないと感じていることもあります．睡眠と哺乳は，この時期の母親の大きなストレス要因です．ちょっとした泣き声や睡眠の中断が気になってみられる訴えですので，母親の様子にも注意を払う必要があります．呼吸や心拍が安定していて体重増加が順調な場合には，「眠らなければ状態も安定しませんし体重も増えてきません．ですから，お母さんもご自身が少しでも眠れるようにしたいですね」とお話しています．

● 皮膚のかさつき・保湿

　皮膚のかさつきや保湿についての質問も多いですが，基本的にこの時期では皮膚の防御機能（barrier）は十分ではないので，新生児期からの保湿をおすすめしています．巻末の「参考文献」にもあげましたが，新生児期からの保湿が将来のアトピー性皮膚炎の発症の予防につながるということが堀向らの研究（巻末の「参考文献」を参照）からも明らかになりつつあります．どのような保湿剤を使うか，ワセリンでもかまいませんが，さまざまなベビーローションも市販されています．意外な盲点は「皮膚をきれいにしてから塗ること」の徹底です．

● 耳の聞こえ

　わが国では新生児期に自動聴性脳幹反応（automatic auditory brainstem response：AABR，自動判定機能がある器械を使い，スクリーニング音を35dB nHLとして，この音圧で反応があるかどうかを判定するもの）を用いての聴覚スクリーニングが行われていますが，実際には全出生児の約半数しか受けていません．この時期には大きな音には反応しますし，子守唄などで静かになることは確認できますが，疑わしいときにはチェックが必要でしょう．AABRではなく通常の聴性脳幹反応（auditory brainstem response：ABR）で周波数の違

う音も確認するか，簡易的には耳音響放射法(oto acoustic emissions：OAE，音刺激や蝸牛への通電により音が外耳道に放射される現象を測定する)の機械でチェックすることもできます(ごくまれですが脳幹障害の場合にはOAEでは見逃します)．

● 視　力

　ぼんやりと視線を合わせるような固視はできるようになっていることが多いですが，動いているものを追う追視はまだできないことが多いです．診察のところでペンライトを当てたときの瞬き反応もチェックの対象です．母乳栄養児では哺乳時に目が合っていると感じていることが多いようです．どこをみているかわからず視線が定まらない(dancing eye movement)がみられるときには視力障害やそのほかの中枢神経系の障害の可能性があります．このほかに直像鏡を用いた red reflex(眼底からの光の反射を瞳孔を通して観察する)については，筆者には経験がありませんが，眼科的な確認には有用な方法であると思います．

● 母乳育児をめぐって

　母乳育児が望ましいことは今では当たり前ですが，そうはいってもなかなか続けられない場合もあります．母乳は何よりも安全で衛生的な栄養をいつでも赤ちゃんにあげることができるという大きな利点があり，乳幼児突然死症候群のリスクも減らします．

　世界保健機構(WHO)と国際児童基金(UNICEF)が，1989年に共同発表した母乳育児を成功させるための10か条を図8に示します．

　1～3は保健医療関係者の啓蒙を目的としたものですが，意外に行われていませんし，4についても最初に白湯などを与えている場合もあります．しかし，母乳にこだわるあまり新生児が低血糖を起こしたという報告もあるので，乳児の様子から目を離さないことが大切です．6は守られることが多いようですが，7は母子を分けている医療機関がまだ少なくありません．8は体重が増えすぎていると判断されると母乳の制限をしている医療機関もあると聞いたことがありますが，そのような制限は不要です．9も泣かせないために早くから与えていることがあります．10は地域で母乳育児を支えるグループづくりをするということです．1か月児健診の場を利用して，前述したピア・サポートを応用してグループづくりをすることもできます．

> 1. 母乳育児の方針をすべての医療に関わっている人に，常に知らせること
> 2. すべての医療従事者に母乳育児をするために必要な知識と技術を教えること
> 3. すべての妊婦に母乳育児のよい点とその方法をよく知らせること
> 4. 母親が分娩後30分以内に母乳を飲ませられるように援助すること
> 5. 母親に授乳の指導を十分にし，もし，赤ちゃんから離れることがあっても母乳の分泌を維持する方法を教えてあげること
> 6. 医学的な必要がないのに母乳以外のもの，水分，糖分，人工乳を与えないこと
> 7. 母子同室にすること．赤ちゃんが母親と1日中24時間，一緒にいられるようにすること
> 8. 赤ちゃんが欲しがるときには，欲しがるままの授乳をすすめること
> 9. 母乳を飲んでいる赤ちゃんにゴムの乳首やおしゃぶりを与えないこと
> 10. 母乳育児のための支援グループを作って援助し，退院する母親に，このようなグループを紹介すること

図8　母乳育児を成功させるための10か条
（WHO&UNICEF，1989より引用，一部改変）

　基本的に母乳の分泌が不足しているということは，1回の授乳時間が長くなること（しばしば片方で20分を超えます），授乳間隔が短くなること（この月齢では飲ませたあと1時間以内に欲しがる），ぐずって睡眠が十分にとれない，その結果として体重の増加が悪くなることで判断できます．授乳間隔が短くなるということは，1回の授乳量が減るので結果として乳量が減ることにつながりやすく，飲ませようとする→少ししかでないという悪循環に陥ることもあります．お母さんたちに，「授乳前にお風呂に入るとき，洗い場で乳房を押してみてください．何本くらい乳線が飛びますか」と私はよく聞いています．5本以上飛ぶようならば問題はなく，3本でもまず大丈夫ですが，「ほとんど飛びません」「漏れてくるだけです」という答えの場合には母乳が十分にでていないことが多いようです．こんなチェックも結構役立ちます．

　生後1か月では，母乳の分泌には大きな個人差があります．授乳がうまくいかないからといって投げだすことのないように支えていく必要があります．相模女子大学の堤ちはる先生のお話では，妊婦対象の調査では，「子どもが生まれたらぜひ母乳で育てたい」と「母乳がでれば母乳で育てたい」という回答が96%に上るそうです．何とかそれを支えていきたいと感じています．

● **事後指導**

この時期にはまだ新生児に近い状態であり，将来にわたる異常をすべて見通すことは不可能です．また，母親の状態も精神的に不安定な場合が多いことは先にお話したとおりです．もちろん，この時期に発見すべき所見を見落とすことはできませんが，健診では決して急がないで話すようにし，健診時に明らかにできない問題については必ず時期を定めてフォローアップしていく必要があります．新生児訪問がすでに終わっている場合には，そのときの情報も参考になることがありますが，多くの場合には新生児訪問は行政のサービス，1か月児健診は医療機関で行うことが多いですから，連携は難しいです．1か月児健診は親と子のトータルケアの入口です．

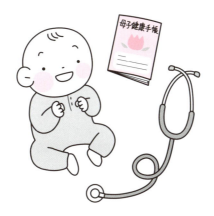

第4章 4か月頃の健診

4か月になれば「発達が目にみえる」ようになってきます．生後1か月から比べると表情もわかるようになってきますし，声を活発にだすようになります．手足も重力に対抗してそれまでの水平方向中心から背臥位でも手足を突きだすように垂直方向にもよく動かすようになってきます．多くの場合は睡眠が夜に多くなってきて1日のリズムもできてきますし，頸もすわってきます．

多くの自治体では，4か月児健診が最初の健診になります．早産児の場合には発達評価は修正月齢を用いて行うことが一般的ですが，自治体の健診では在胎週数を考慮せず，出生日に基づいて暦月齢で実施しているので，早産児の場合には健診時に体が小さく，発達が遅めなことについて保護者が引け目を感じないような配慮が必要です．

● 4か月児のイメージ

満期産の場合，4か月では体重は概ね6kgを超えています．なかには9kgを超える子どももいます．栄養方法は母乳のみが40％，混合栄養，人工栄養がそれぞれ30％程度です．母乳栄養児は生後1か月のときよりは少し減ります．1日の覚醒・睡眠のリズムは多くの子どもでできていますが，50％あまりの子どもは夜間の授乳があります．哺乳回数は1日6～7回が多く，人工栄養の場合の哺乳量は700mLを超えています．発達面では約90％の子どもで頸がすわり，腹臥位で頭部を3cm以上挙上しますが，家庭でうつぶせの練習をしていない場合には挙上できないこともあります．「アー」「ウー」とさまざまなトーンの声を発することもできるようになります．じっと目をみつめる（視線が合う）固視や母親を目で追いかける追視，あやしたときの笑顔も多くの子どもでみられるようになります．音や呼びかけに顔を動かしたり表情が変化したりします．

●4か月児の身体測定値

表1に平成22年の調査結果を示しました．低出生体重児については，巻末の「参考文献」を参照してください．

表1 4〜5か月児の身体発育値

男児							パーセンタイル	女児						
3	10	25	50	75	90	97		3	10	25	50	75	90	97
5.67	6.17	6.67	7.22	7.76	8.25	8.72	体重(kg)	5.35	5.77	6.21	6.71	7.23	7.70	8.18
59.9	61.3	62.8	64.3	65.8	67.2	68.5	身長(cm)	58.2	59.9	61.4	63.0	64.4	65.7	66.8
39.7	40.6	41.4	42.3	43.2	44.0	44.7	頭囲(cm)	38.5	39.4	40.3	41.2	42.0	42.7	43.4
39.0	40.3	41.5	42.9	44.3	45.6	46.8	胸囲(cm)	37.9	39.1	40.3	41.6	43.0	44.2	45.4

（厚生労働省：平成22年乳幼児身体発育調査報告書より）

●健診で実施すること

問診（集団健診では保健師，個別健診では医師あるいは看護師が行うことが多い），身体計測（身長：臥位で0.1cm単位まで測定，体重：10g単位まで測定，胸囲：0.1cm単位まで測定，頭囲：0.1cm単位まで測定．カウプ指数：BMIの計算，体重の1日増加量の計算，成長曲線については巻末の「参考文献」を参照），内科診察（多くの場合は小児科医が行う）は必須項目です．診察については，股関節の健診（整形外科医による身体診察あるいは超音波検査）や，腹部超音波検査（腎臓が中心）などを取り入れたり，この機会に栄養相談や育児相談を行ったりしている自治体もあります．また，この健診に合わせてブックスタートや子育て教室，健康教育の一環としてピア・サポートやグループ・ミーティングを行っている自治体もあります．

●問 診

●母 親

問診では子どもの問題だけではなく，EPDS（「第10章 母親の抑うつとその周辺」参照）などを用いて，産後うつ病などを含めた母親へのアプローチを開始している自治体もあります．EPDSを使うかどうかは別として，健診に子ども

を連れてくる母親のこころの状態には留意する必要があります．筆者の過去の検討では，4か月児健診に来所した母親のうち，約7％は"抑うつ状態"に近いと推定され，約10％はその可能性がありました．また，EPDSを用いた調査では，13％程度に抑うつを認めたという報告もあります．母親への対応については「第10章　母親の抑うつとその周辺」に示しましたので参考にしてください．問診は笑顔でスタートするようにお願いしています．

　単に問診時の表情の明るさ，暗さで判断するよりも，"生活の質（quality of life：QOL）"に満足しているかどうかを質問し，それが充足されていないと感じている場合には，環境，母親自身，子どものどれに原因があるかをまず考え，それに応じて対応を考えます．QOLについてのいちばん簡単な質問は「生活はだいたいうまくいっていますか？」「何か困っていることはありますか？」のように内容を限定しないopen end questionで聞くことであり，前者に「はい」後者に「いいえ」が返ってくれば満足度が高いと判断できるのですが，実際には満足できる面やできない面が複雑に絡み合っていたり，精神心理的な問題を抱えていたりすることもあるのですんなりと返ってこないこともあります．そのときには，うまくいかないことや困っていることについてもう少し時間をかけて聞いてみることになります．

　もし環境の問題があれば，場合によっては福祉部門との連携での支援（社会経済的支援，家庭児童相談員や主任児童委員，民生委員などの協力を得ることも考える）が必要かもしれませんし，母親自身の問題であれば相談相手をどうやって確保するか，医療機関の受診をすすめるか，健診後も続く定期的な相談なども考える必要があるかもしれません．健診にきた子どもではなく，きょうだいの問題を抱えている場合には，その問題に応じてサポートの方法を考えます．

● 子ども

　次に，子どもの環境と生活状況について質問します．まだ保育所などに入っている子どもは少ないですが，子育てにだれがどのようにかかわっているのか，どのような環境で育てているのかについて情報を得ることから始めます．生活状況に関しては，覚醒・睡眠の時間やリズム，哺乳や離乳準備食の時刻，入浴などについて質問します．ついで，問診のときに子どもが睡眠中でなければ，追視，音への反応（鈴やガラガラで試みますが，子どもの視野に入れないことが大切です），握り方（手のひらと親指を向き合わせて握ることができるか）などを実際に観察し

ます．問診でこころに留めておかなければいけないことは，健診という他人のいる場に子どもを連れてきた保護者は大なり小なり不安を抱えていること，特に第1子の場合にはその傾向が強いことです．問診は健診の導入（インテーク）であることを考え，それ以後の身体計測や診察などのステップに保護者が安心して進めるように，リラックスしてもらうことが望まれます．

●見落としたくない症状

- 体重増加不良
- 心音の異常，皮膚色不良
- 頸定不良，筋緊張低下
- 外表奇形，過成長
- 股関節脱臼（発育性股関節形成不全）
- 頭囲の拡大（胸囲を5cm以上超える）
- 視線が合わない，音に反応しない
- 背臥位でのhip up（体が硬い）
- 不自然な外傷，皮膚や着衣の汚れ

● 体重増加不良

　体重が増加しないということは，摂取エネルギーが不足しているか，摂取したエネルギーが利用できないか，過剰にエネルギーを消費するかのいずれかです．それぞれの病態については図1を参照してください．満期産児の場合，4か月児健診時には，一般的に出生体重から1日当たり30g前後の増加となることが多いので，15g以下では何らかの疾患がある可能性があり，10g以下の場合には緊急性を伴うことがあります．注意すべきは，1日20g程度の増加の場合に，特に母乳栄養児では母乳不足と速断されてミルクを追加するように指示されることが少なくないことです．体重の増加が1日20g以上であれば，活気があり全身状態に問題がなければあわてる必要はありません．「第3章　1か月頃の健診」でも述べましたが，母乳育児を支えていくためには，体重増加だけをみて対応しないことが大切です．もちろん，1日増加量が15g以下で母乳の不足が疑われ

1. 与えられるエネルギー量が少ない場合
    母乳不足：授乳前後の体重で量を計測する．授乳時間が短い．ミルクを追加するとよく飲む
    児童虐待（ネグレクトを含む）：不自然な外傷，皮膚や体の汚れ．母親の育児への無関心や，うつ状態，虐待された過去の体験．母親が若年で育児が負担
2. 与えられるエネルギーを消化管に導入できない場合（哺乳困難や嘔吐を呈する）
    口唇・口蓋裂：口腔の中の診察．口蓋裂は高口蓋がある場合にしばしば見落とされる
    巨舌：先天性甲状腺機能低下症，Beckwith-Wiedemann（ベックウィズ・ヴィーデマン）症候群（舌の血管腫）
    小顎症：Pierre-Robin（ピエール・ロバン）症候群（奇異な発声）
    喉頭蓋軟化症：先天性喘鳴．奇異性呼吸．生後6か月頃までに徐々に改善
    食道裂孔ヘルニア（横隔膜ヘルニア，嘔吐，呼吸器症状，胸部X線像異常）
    先天性心疾患：チアノーゼ，多呼吸（肺静脈還流異常）；しばしば心雑音は聴取されない
    神経筋疾患：脳性麻痺（乳児早期はしばしば弛緩性），水頭症（頭囲の増大），頭蓋内出血およびその後遺症（超音波，CT，既往），先天性筋ジストロフィー，Werdnig-Hoffman（ウェルドニッヒ・ホフマン）病（筋緊張低下），難治性てんかん；大田原症候群，点頭てんかん（けいれん発作，脳波異常）
    腎疾患：水腎症（腹部腫瘤，嘔吐），尿路感染症（尿所見），尿細管アシドーシス
    感染症：上気道感染，尿路感染，AIDS，先天性感染症（梅毒，風疹，ヘルペスなど；眼炎，小奇形，心疾患）
    全身性疾患：新生児・乳児肝炎，胆道閉鎖症（黄疸，白色便），先天性代謝異常症（けいれん，哺乳困難），胎児アルコール症候群（小奇形，アルコール摂取の既往），先天奇形症候群・染色体異常（Down（ダウン）症候群，Prader-Willi（プラダー・ウィリ）症候群など；特徴的顔貌，小奇形，心疾患）
3. 与えられるエネルギーを消化管で吸収・利用できない場合
    胃食道逆流：噴門弛緩症など．哺乳後の体位．胃液の混じった嘔吐，咳嗽
    幽門狭窄症：噴水状嘔吐，超音波検査での幽門部の肥厚
    Hirschsprung（ヒルシュスプルング）病：腹部膨満．ときに便秘
    蛋白漏出性胃腸症：難治性の下痢，血清蛋白の低下，ときにMCT（中鎖脂肪酸）ミルクが有効

図1 乳児期早期に体重増加不良を呈するおもな病態（1か月児健診も共通）

る（「第3章　1か月頃の健診」で示したような症状が子どもにみられる）場合には，ミルクを追加する必要がでてきます．どうしても母乳以外は飲ませたくないという母親には，「免疫力などはこれまでの授乳で赤ちゃんに十分に移行していること」「無理をしないで科学の力を借りることもときには大切であること」を落ち着いて話します．

● 心音の異常，皮膚色不良

　これは1か月児健診のほうがより重要ですが，チアノーゼ型心疾患でも心雑音があるとは限りません．また，総肺静脈還流異常のように心雑音が明らかではない疾患もありますので，健診では心音を丁寧に聴取するだけでなく，皮膚色もよくみておくことが必要です．また，泣いていないときの皮膚色は正常でも啼泣時にチアノーゼがみられることがあり，問診も含めてふだんの様子も聞いておく必要があります．心不全があったり，外科的対応が必要であったりする場合の多くは，体重増加不良の合併があります．

● 頸定不良，筋緊張低下

　4か月児健診では，男女ともに約90％の子どもで頸がすわっています．しかし最近では，低出生体重児が占める割合が増加しており，20年前には5％前後でしたが，10％前後になり，自治体によっては13％に及ぶ場合もあります．低出生体重児の場合には，在胎週数も短いことが多いので，健診の時期や状況によっては頸定確認ができる子どもが90％に満たない場合もあります．

　一般的には縦抱きにしたときに母親が子どもの頸部を支えなくてもよい状況ですが，健診では背臥位から両手をもって引き起こしたときに体幹が概ね45°の角度になっても頸部が後屈しないこと，90°になった状態で頸部が前屈しないこと，腹臥位にしたときに頭部を挙上することができれば，頸定と考えます．頸定は運動発達の基本のひとつであるとともに，視機能の発達においても重要であることから，不十分と考えられる場合には経過を追って観察し，頸定ができるようになったことを確認しておく必要があります．頸定が遅くなる場合には何らかの疾患などが背景にみられることが多く，それは神経疾患，発達遅滞から環境性のものまで多岐にわたります．6か月まで定期的に経過を観察しても頸定が確認できない場合には，精密検査の適応となります．

　筋緊張は，この月齢では哺乳後や眠いときには生理的に低下していることがありますので，哺乳前に覚醒した状況で観察することが原則です．柔らかく，ぐにゃぐにゃしているという印象がある場合は注意が必要で，たとえば痙直性の脳性麻痺であってもこの時期には弛緩性麻痺の状態になっていることもあります．頸定不良に体重増加不良を伴う場合は，単なる経過観察ではなく精密検査を考える必要があります．それは脳性麻痺などが潜在している可能性があり，対応が遅れないことが大切だからです．

● **外表奇形，過成長**

　奇形は耳や四肢などにしばしばみられ，将来の形成外科的な対応が必要な場合もありますが，多くの場合には緊急性はなく，また治療適応そのものにもならないことも多いと考えられます．しかし，一部の奇形，特に過成長を伴う半側肥大やベックウィズ・ヴィーデマン（Beckwith-Wiedemann）症候群（巨舌や新生児期の低血糖がみられる）では，乳児期以降に腹部の悪性腫瘍の合併が多いことが知られています．このような場合には，診察時には何もなくとも，その後の定期的な腹部の超音波検査などが必要になります．また，奇形を手がかりとして診断の可能な症候群も少なくありませんし，なかには成長障害や知的障害を高率に合併する疾患もありますので，特に多発奇形がみられる場合には精密検査をすすめています．また「第3章　1か月頃の健診」でも述べましたが，脊椎，特に仙尾部周辺の奇形は外科的処置を必要とするものがありますので，おむつをはずして観察する必要があります．

● **先天性股関節脱臼：発育性股関節形成不全（硬さ，足長差，過伸展）**

　「第3章　1か月頃の健診」でもお話したように，最近では脱臼ではなく，発育性股関節形成不全とする考え方が強くなりつつあります．しばしば家族歴がある，女児に多い，しばしば皮膚溝の非対称がある，骨盤位に多いなどのスクリーニング上での概略は38頁を参照してください．二次検診ではX線撮影をするところが多いですが，もっとも正確な方法は超音波検査を行うことで，臼蓋と大腿骨の骨頭の位置関係を確認することであり，健診に導入しているところもありますが費用の問題もあり広がってはいません．超音波検査では関節唇まで確認することができます．4か月児健診に超音波検査が導入されれば股関節脱臼だけではなく，腹部の検査を行うことにより腹部腫瘤や腎尿路奇形の発見などにも役立ちます．

　股関節脱臼の見落としは歩行の遅延だけではなく，関節の変形など不可逆的な病変を引き起こす可能性がありますが，早期であれば図2のリーメンビューゲル帯（あぶみ付バンドで，子ども自身の下肢の運動によって脱臼股関節を徐々に自然整復させるもの）を装着して経過をみます．しかし，診断が1歳を過ぎてからでは多くの症例で手術を要するなどの点から，早期発見が望まれています．整形外科医の参加していない4か月児健診の場では，疑わしい場合には再度受診を指示して確認するか，整形外科受診をすすめることが基本です．巻末の「参考

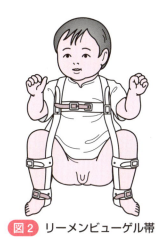

図2　リーメンビューゲル帯

文献」に掲げた日本小児整形外科学会のウェブサイトも参考にしてください.

● 頭囲の拡大（胸囲を5cm以上超える）

　表1でも示したように，この年齢では一般的に胸囲のほうが大きくなっていますが，10%前後の子どもではまだ頭囲のほうが大きくなっています．しかし，胸囲との差はあっても3cm以内であり，5cm以上であることはまれです．家族性大頭症や軟骨異栄養症を伴っていることもありますが，頭囲の拡大がみられるときは，基本的には水頭症をはじめとする頭蓋内の疾患の可能性に留意する必要があります．体重増加不良や嘔吐を伴う場合には，緊急の外科的対応を要することもあります．この年齢では通常，大泉門は頭皮上から1～2cmの大きさで触知します．3cm以上と大きく，しかも頭囲の増大が急速である場合には，頭蓋内の問題が存在する可能性が高くなります．逆に，大泉門が大きくても頭囲の増大が正常範囲であり，体重増加を含めた全身状態に問題がない場合はそのまま何もしません．X線検査で確認すれば，この年齢では大泉門が閉鎖していることはありませんが，診察時には頭皮上からは触知できない場合もあります．まれにクルーゾン（Crouzon）病などの頭蓋骨早期癒合症（早期の手術が必要となる）が発見されますが，この場合には大泉門が触れないだけでなく，頭囲の増大が悪く嘔吐などを伴うことが多く，体重増加不良もあります．体重増加が良好で頭囲も増大していれば，大泉門が触れなくても問題はありません．

● 視線が合わない，音に反応しない

　視聴覚障害を疑う症状です．聴覚障害については，重度の難聴はなるべく早期に発見することが提唱されており，難聴を伴う言語発達の遅れを予防するためには早期発見以外にないので，新生児の聴覚スクリーニング（AABR や OAE を用います．AABR のほうが一般的）が開始されており，徐々に普及していますが，まだわが国で生まれる新生児の 60% あまりしか受けていないと推定されます．新生児期に聴力スクリーニングを受けていない場合には，問診のところでも述べたように，音に対する反応を確認し，疑わしい場合には生後 6 か月以内に確認することになります．これは，言語発達の著明な遅れをきたさないためには，先天性難聴の子どもに対する補聴器の使用をこの時期までに開始することがすすめられているからです．難聴以外に，知的障害や自閉症でも音に対する反応の悪さがみられることがありますが，この時期ではその診断はできません．

　視線が合わない場合は，眼球の問題（視力の低下，眼球運動の問題）と脳の問題（視神経や視覚野，認知機能）に分けて考える必要がありますが，まず，両側性かどうかが問題となります．斜視があり，向き合って両眼を一緒にみつめ合うことができない場合は，合わない側の視力低下を起こす可能性がありますので，眼科の受診をすすめます．両側性の場合には頭蓋内病変の検索が欠かせません．眼球が何かを探し求めるように絶えず動く探索眼球運動（searching eye movement）も視力障害の際にみられることがあります．難聴と同様，知的障害や自閉症の場合にもこの時期で視線が合わないという症状がみられます．

● みえているのでしょうか，聞こえているのでしょうか

　保護者にとって，子どもの反応はとても気になるものです．特に，第 1 子の場合には気になり始めると止まりません．目が合わないという訴えがあったり，音に反応しないという訴えがあったりする場合もあります．みえているかどうかは人形やボールを子どもから 30cm くらいの距離で動かして追視を確認するのが一般的ですが，それをすすめるといっそう混乱することもあります．私がおすすめしているのは，子守唄を歌ってみることです．子どもが聴きいるようであれば聞こえていますし，視線が保護者を追ってくるようであればみえていると考えています．

● 腹臥位でのhip up（体が硬い）

　筋緊張低下についてはすでに述べましたが，体の硬さがみられる場合は中枢性（脳あるいは脊髄に原因がある）の神経疾患や骨疾患を考える必要があり，その代表は脳性麻痺です．末梢性の疾患として多発性関節拘縮でも体の硬さをみることがありますが，大関節の可動域が制限されることから区別されます．うつぶせ（腹臥位）でのヒップアップ（hip up）とは，腹臥位にしたときに頭が上がらず，下肢をつっぱるように上げる状態です．一般的には硬さ，すなわち痙直性を伴うことが多いので，小児神経医，整形外科医など専門医の受診をすすめます．まれに腹臥位をまったくしていない子どもでhip upがみられることがあります．腹臥位をまったくしていない場合には母親が落ち込んでいたり，大きな生活面での課題を抱えていたりすることもあります．この場合には腹臥位で上げた足の筋肉の硬さはありません．家庭で1回5分程度の腹臥位を1日に2〜3回練習すれば，2週間程度で頭部を上げるようになることが多いです．

● 不自然な外傷，皮膚や着衣の汚れ

　いうまでもなく児童虐待を疑わせる症状です．児童虐待については「第11章 児童虐待をめぐる問題」でもまとめていますが，最近増加していることが明らかになっています．虐待死の約70%は乳児であり，その虐待者の中心は母親です．虐待死は望まない妊娠からの出生で多いことが明らかになっていますが，一方で，児童虐待の背後には保護者の精神疾患がしばしば存在することも知っておく必要があります．健診の場でいきなり虐待の疑いを指摘すると虐待者を追い詰めて状況をさらに悪化させる可能性がありますので，対応は迅速性も必要ですが，担当者が協議して，情報を共有してから行うことをおすすめしています．

●診察手順の1例

❶保護者が子どもを連れて診察にやってきたら，まず子どもと保護者を含めた全体の様子を観察します．抱き方，保護者の表情，子どもの表情などです．自分の体にべったりと子どもの体をつけて縦抱きにしている場合，不安そうに両手で横に支えている場合などさまざまです．診察に際しては「自分の子どもに何かあるのではないか」「何をされるのだろうか」と保護者は緊張していますので，笑顔で雰囲気を和らげることも大切です．

❷子どもの足を自分のほうに向けて背臥位で寝かせます（おむつはしていてもかまいませんが，外陰部や腰仙部の診察・観察のときにははずしてください）．姿勢を含めた全体像を観察するとともに，外表奇形や皮膚の状態もこのときに観察します（図3）．この時期には単純性の血管腫がしばしばみられ，新生児期よりは増大していることが多いのですが，通常は1歳以降には退縮傾向となり，多くの場合は6歳頃に消失します．これについては治療も含めてあとでふれます．リンパ管腫が体表にみつかることもあります．1か月児健診時とは異なり，重力に抗して手足を活発に動かします．

❸次に，頭頸部の診察（大泉門の状態，奇形の有無，斜頸の有無，皮膚の状態など）を行い（図4），胸部の聴診，腹部の触診を行います．胸部の聴診の際には，心雑音だけではなく不整脈などリズムの異常にも注意します．頻脈と多呼吸から総肺静脈還流異常の診断に至ったことや，欠滞脈から房室ブロックを発見したこともあります．

　口の中の診察には舌圧子が使われることもありますが，私はまず指で吸啜をみてから，口の中に指を入れ，頰粘膜，硬口蓋を触ってみます．唇裂のない口

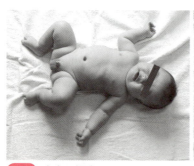
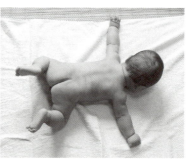

図3　全身の観察

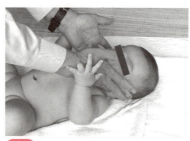
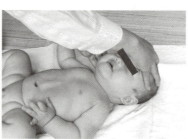

図4　頭頸部の診察

蓋裂が発見されることもあります．1か月児の場合とは異なり，私は基本的には人さし指を使っています．しかし，集団での健診の場合には手指の清拭などに時間もかかりますし，舌圧子を使用することに問題はありません．

❹腹部の触診では，肝臓，脾臓以外にも腹部全体を触ってみることが大切です（図5）．泣いているときには，泣きやむまで待ってから触ります．時間的に余裕があれば，保護者にも腹部を触ってもらいます．大きくゆっくりと手のひらで包むように触ることで，お腹の緊張もよくわかりますし，多くの子どもは腹部を触られることが好きです．下痢や嘔吐などがあるときは状況が異なり，触られるとすぐに泣く，ぺたんと平べったい感じになりやすいことも伝えておきます．時間に余裕のあるときには，こうした話をしながら実際に保護者に子どものお腹を触ってもらいます．最初はこわごわですが，子どもの笑顔をみてつられて笑顔がでることが多いようです．このようなちょっとした教育が母子のアタッチメント形成にも，日々の体調のチェックにも役立ちます．もちろん，このときに臍部のびらんやヘルニアの有無もチェックします．

❺外陰部のチェックも欠かせません（図6）．男児では陰囊水腫や停留精巣にはじまり，見落とされていた尿道下裂がみつかることもありますし，包皮の汚れが目立つこともあります．この時期にはほとんどの場合は生理的包茎であり，冠状溝まで包皮が剥けることは少ないのです．無理をして包皮を亀頭から剥離しようとすれば出血し，癒着が起きることがありますので無理は禁物です．包皮を少し開いてみて尿道口がみえない場合，尿滴が落ちてくる場合には，家庭でも少し包皮を広げて尿滴がたまらないようにケアすることをすすめています．女児ではおりものがみられたり，陰唇の内側，外側が清拭されていなかったりする場合もよくあります．陰唇癒合がみつかることもあります．カンジダ皮膚

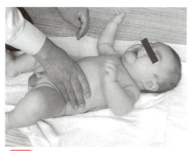

図5 腹部の診察

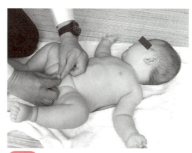

図6 外陰部の診察

炎，おむつかぶれがないかもチェックします．鼠径ヘルニアは，膨隆したことがあるとの訴えがある場合には慎重に腹部を圧迫して観察しますが，健診の場でみつけられるとは限りません．念のため医療機関を紹介することが多くなります．

❻次に，腰を支点として両手をそれぞれの手で持ち（児の手のひらに験者の親指を当てる），上体を引き起こします（図7）．このとき，頭部が後屈したままかどうか，持ち上げてくるかどうかを観察するとともに，足の動きにも注意します．通常は膝を屈曲しますが，伸展してくる場合には泣いているのでなければ筋緊張の異常を疑います．体幹が45°くらいまで引き起こされたときに頭部を持ち上げてくるようであれば，そのまま90°の状態まで引き起こします．この途中に両目をみつめていると，機嫌が悪くなければ多くの場合は目が合います（アイ・コンタクトがある）．そのままの状態で体幹を元の状態に戻し，30°になるくらいまで頭部が保持されていれば頸定は十分と判定されます．

❼おむつをはずして股関節をみます（図8）．開排は左右を比較しながら2回行っています．方法は基本的に1か月児健診と同じです．外陰部の状況，男児であれば停留精巣や陰嚢水腫にも注意します．ついで，仙骨部周辺の皮膚に異常がないかどうか（瘻孔の有無など）を確認します．この部位の異常の見落としは意外に多くあります．

　背臥位にして両下肢をそれぞれの手で持ち，交差させるように回すことで寝返った状態，腹臥位にすることができます．通常は下肢を動かすだけで上半身もついてきます．下肢を持っての回転は左右両方に向けて行い，左右差がないことを確認します．腹臥位にしただけで頭部を上げてくることもありますが，この月齢では上肢を前方に回してだしてから頭部を支えることはまだでき な

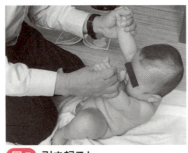 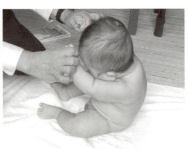

図7 引き起こし

い子どもが多いので，手を添えて両上肢を前にだしてみます．これで約70%の子どもは頭部を挙上することができます．

❽両手で子どもの腋の下を支えて空中で立位の姿勢をとってみます．多くの子どもは足を屈曲させますが，両下肢を伸展して交差させる場合は筋緊張を再度確認します（脳性麻痺の弛緩性の時期であっても，この症状はよくみられます）．

　さらに片手を子どもの腹部に当て，空中で腹臥位にしてみます（図9）．この月齢であれば，頭を上げてきます．頭も足も上げてこない場合には，やはり筋緊張の再確認が必要になります．

以上が私の一般的な診察手順です．大切なことは，異常を見逃さないことは当然ですが，診察の様子をみている保護者にも気を配ることです．診察が終わって子どもを抱えて保護者に返すときに，何もなければ「元気ですね」「順調ですね」などの一言を忘れないことが受け取る保護者の笑顔と安心を引きだすことにもなります．

もうひとつ気をつけたいことは，自分なりに診察手順を決めておくことです．その都度，思いつきで行き当たりばったりにみていると見落としが起きやすくなります．何か問題点や疾患が発見されたときに経過観察を行う場合については「第12章　乳幼児健診と障害の発見」を参照してください．

厚生労働省のおすすめとしては，医師の診察において精神的発達の障害，運動発達の異常，神経系の異常，感覚器の異常，血液疾患，皮膚疾患，股関節，斜頸，循環器疾患，呼吸器疾患，消化器疾患，泌尿生殖器疾患，先天異常などについてチェックするようにすすめられていますので，みられるものはみておくということだと思います．必須のチェックについては「診察手順の1例」や「見落としたくない症状」などにまとめてあります．

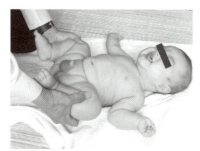

図8　股関節部の診察

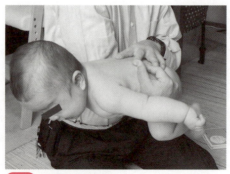

図9 空中での腹臥位

●4か月児健診でよくある訴えと対応

◉ 皮膚の問題

　湿疹，アトピー性皮膚炎などさまざまな質問がでます．皮膚は基本的には清潔に保つことが大切であり，乾燥している場合には心配は少ないのですが，湿っていてびらんや分泌物がみられる場合（特に関節屈曲部や頸部），耳介の下が切れている場合には，医療機関での指導や治療をすすめます．またこの時期の皮膚は保湿能力が低いこともわかっていますので，乾燥傾向が強い場合には沐浴後の保湿もすすめておきます．新生児期からの保湿がアトピー性皮膚炎の発症予防につながることは40頁でふれましたが，アトピー性皮膚炎をきちんと治療することが将来の食物アレルギーの予防にもつながることが報告されています（巻末の「参考文献」を参照）．

　痒みのために顔面などに引っ掻き傷が多数みられる場合，爪の手入れがされていないことがあるので確認しましょう．子どもの爪はまだ柔らかくても皮膚を傷つけるには十分な硬さです．また，顔面をティッシュペーパーで拭うと皮膚症状は悪化することが多いので，濡らしたガーゼの使用をすすめています．なお，皮膚からアレルギーの感作が起きて食物アレルギーへと進展することが明らかになってきています．皮膚につける保湿剤や石鹸などを含めて成分の確認をすることも欠かせません．また離乳食を開始したあとも，皮膚についた食べこぼしなどをティッシュなどでこすって拭うのではなく，濡らしたガーゼで拭き取ることをすすめています．巻末の「参考文献」も参照してください．

　なお，アトピー性皮膚炎を専門医に紹介するタイミングですが，私は通常の保

湿などのスキンケアに加えてステロイドを使用しても改善が乏しい，あるいは，みられない場合にはお願いしています．

　いちご状血管腫もこの時期には少しずつ大きくなってきます．以前は経過観察のみが多く，場合によってレーザー治療や手術が行われていましたが，経過観察をしていて確かに消えてくることが多いのですが，完全には消えないことも，あるいは，一部が残っていることもあります．5cmを超える大きな血管腫（血小板減少を伴うカサバッハ・メリット＜Kasabach-Merritt＞症候群の可能性）や，顔面・頸部の血管腫（深部組織まで及んでいる可能性があります）もときにみられます．そうしたことから最近ではプロプラノロール（商品名ヘマンジオル®シロップ）の経口投与による治療も行われるようになりました．βブロッカーですので，血圧の低下をきたすことなどもあるので，服用後に状況を観察して場合によっては治療するなど注意が必要です．

　体表からみえるリンパ管腫は頸部周辺にできることが多く，この時期以降の発症もありますが，増大傾向がある場合には硬化療法（わが国ではピシバニール®のみ保険適用）や部位によっては外科的治療を行うこともあります．

● 便の回数と性状

　便の回数や性状は栄養方法や腸内細菌によって異なります．体重増加が順調であればほとんどの下痢は問題ありませんが，便秘の場合には便が硬くなり，肛門に裂創が生じる場合もあります．便秘についても，元気がよく食欲も順調であれば問題はありませんが，4日以上便通がなく，哺乳量が低下する場合には医療機関などでの対応が必要になります．便の色については，白色便（黄疸がある場合には要注意），黒色便（上部消化管の出血），血便については医療機関の受診を要しますが，もっとも訴えの多い緑色便は，そのほかの身体症状や哺乳量に異常がなければ問題はありません．

● 反り返る，抱きにくい

　筋緊張低下や体の硬さについてはすでに述べましたが，それらに問題がなくとも，しばしば反り返りや抱きにくさを訴える保護者に遭遇します．子どもに病的な問題がないことを確認したあと，実際に保護者に抱きかかえてもらいましょう．不安そうな抱き方，子どもと目が合わない，または合わそうとしない，異常に強く抱こうとするなどがみられれば，子育てそのものへの不安や，母親自身が精神

的に不安定になっている場合もあります．その場合には，ただ「問題がないから心配ない」と告げても効果はないので，ほかの部門と連携して，定期的に相談に乗るなどのサポートをどのように行っていくかを考えます．

● 母乳と服薬

　母乳栄養中に，母親の病気によって服薬をする場合があります．内科などでは"いとも簡単に"服薬中は母乳をやめるように指導しているところもありますが，いったん中断した母乳を再開するには苦労することが多く，それで母乳がでなくなってしまうこともあります．飲ませないで搾乳をしていても，乳腺炎を起こすなどのトラブルもあります．感染症に伴う治療の場合，ペニシリン系，セフェム系の抗生物質はアレルギーの問題がなければ授乳中に服薬しても問題は少ないのですが，キノロン系の一部や点滴投与の薬剤の一部には慎重投与のものもあります．巻末の「参考文献」の『お母さんに伝えたい　授乳とくすりガイドブック』などを参照してください．

　産後のうつ病への治療の場合，SSRI（例：ルボックス®，デプロメール®，パキシル®など）に使用は最近では母乳栄養中の服用も問題ないことになっていますがSNRI（例：トレドミン®，サインバルタ®）ではまだよくわかっていません．

　一般的注意ですが，病状を理解して必要最小限の薬剤にし，使用する場合はなるべく母乳を中断しないですむような配慮を要望しています．サプリメントや栄養補助食品は組成や含有物の詳細がわからないものが多いので，授乳中の服用はすすめていません．

● 泣きやまない

　泣くということについての相談は意外に多くみられます．いわゆる夜泣きが問題になるのはもう少し月齢が進んでからですが，泣きやまないという相談を受けたときに考えることは2つあります．1つは，子どもの問題で，母乳不足など哺乳量の不足や口腔の奇形などによる哺乳困難があり空腹が続く場合や，アトピー性皮膚炎などで皮膚にびらんがあり，痒みが強く落ち着かない場合などがこれに該当します．もう1つは，母親の問題で，子どもに対する回避感情が強かったり，抑うつが強かったり，社会経済的な困難を抱えていると子どもに対してゆとりのある対応ができず，泣きやまないという現象がみられることがあります．自閉症スペクトラム障害の子どもたちの乳児期を振り返ると，泣きやまなかったという

ことを訴える保護者が少なくありませんが,泣きやまないから自閉症スペクトラム障害を疑うというものではありません.体重増加不良や発達の遅れを合併する場合には何が原因になっているのか調べる必要があります.

いずれにせよ,泣きやまないという主訴に対しては,気分にゆとりをもつように,せかさないで母親の訴えに耳を傾け,できることをみつけて具体的に支援策を提示するようにします.笑顔で送りだすことから始まり,定期的に電話で連絡をとったり話を聞いたりする,悩みを受け止めてくれそうな友だちづくりを手助けするなどです.「がんばってね」という言葉かけは励ましでも何でもなく,単にプレッシャーをかけるだけなので,筆者は使いません.

● 離乳食をどうするか,果汁をどうするか

2007年に厚生労働省から「授乳・離乳の支援ガイド」が発表され,これが離乳食を考えるにあたっての基本となりました.従来の「改定 離乳の基本」(旧厚生省,1995)からは大きく変わっています(図10).この改定にあたって中心となった相模女子大学の堤ちはる先生にお話を伺ったことがありますが,やはり時代とともに食生活が大きく変わってきたことが改定の背景にあるようです.大きく変わったのは,離乳の開始と完了です.これらの時期は年代とともに遅くなっているので,離乳の開始は「5か月になったら」から「生後5～6か月頃」に,完了は「生後13か月頃を中心とした12～15か月頃,遅くとも18か月頃まで」から「生後12～18か月頃」に変更になりました.しかし,離乳の開始があまり遅れると,赤ちゃんが貧血になりやすい(堤ちはる・他:小児保健研究 64:602-611,2005)ことが明らかになっています.ですから,あせる必要はありませんが,4か月児健診が終わったらそろそろ考える時期になっていると思われますし,この時期に離乳食教室などを行っている市区町村も多いと思います.

また,果汁については「必要ない」と書かれています.これが「あげてはいけない」という誤解につながっている場合もありますが,便秘などの場合には果汁を薄めて与えることを推奨していますので,栄養の面や味に慣らすという面ではあげなくてもよいということです.赤ちゃんに果汁を与えることを禁止するという意味ではありません.卵については,与えてもよい時期が従来の5～6か月頃から7～8か月頃に変更になっていますが,これは栄養調査での現状に合わせたので,それまであげてはいけないということではないそうです.

離乳食で卵を早期に開始することが食物アレルギーを減らすことにつながると

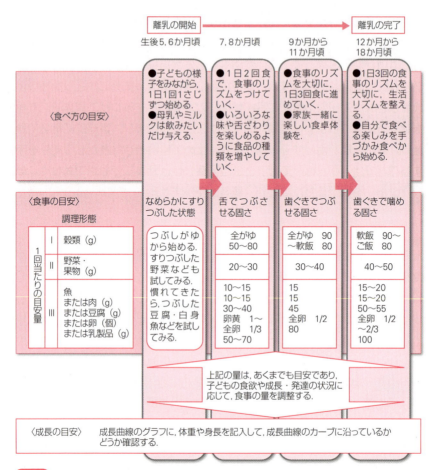

図10 離乳の進め方の目安

（厚生労働省：授乳・離乳の支援ガイド．2007より引用，一部改変）

いう報告がありますし（巻末の「参考文献」を参照），アメリカではピーナツアレルギー予防のために早めから食べさせようという動きもあります．

● 上の子への対応

「赤ちゃんが生まれたら上の子がいうことを聞かなくなりました」「赤ちゃんの真似をするようになりました」という訴えもしばしば聞かれます．イライラする母親が上の子に体罰を加えているようなこともみかけます．このような訴えを聞いたときには「この子がお兄ちゃん（お姉ちゃん）になったのは，この子の責任で

はなく，両親が下の子をつくったために急にスターの座から滑り落ちたわけですから，お兄ちゃん（お姉ちゃん）の役割を押しつけることは無理です．できる小さなお手伝いをさせてほめてあげるなど，新しい家族を迎えて少しでも家庭での時間を楽しいものにしましょう」というように話しています．またお手伝いもしてもらいますが，ときどき「ママ独占タイム」をつくって 2 人だけでコンビニにおやつを買いに行くなども関係性の改善に役立つことがあります．

次に，健診の場でキャンペーンが推奨される問題についてもふれておきます．

● 事故（傷害）の予防

4 か月〜1 歳にかけては，家庭内での事故（傷害）が増加してきます．事故は防ぐことができないものもありますが，乳幼児の事故の多くは，事故を起こす製品の改良や使用の差し止め，保護者が適切に使用することによって防ぐことができるものです．その意味で，事故に代わって傷害という表現も用いられています．健診の場で保護者に十分に時間をかけて教育することは時間的にも空間的にも困難なことが多いのですが，たとえば，母子保健事業団が発行している「起こりやすい事故早見シート」（「事故の危険度セルフチェックシート」とセット，巻末の「参考文献（役に立つウェブサイト）」を参照）を配布することや，最低でも健診の会場に事故予防のポスターや誤飲防止のための模型（直径 35 mm の円筒，これを通るものは口に入れたときに飲み込む可能性があります）を置くことなどが必要です．また，「子どもに安全をプレゼント　事故防止支援サイト」のウェブサイト（巻末の「参考文献（役に立つウェブサイト）」を参照）を時間のあるときにみておくこともすすめています．最低限伝えておきたいことを以下に示します．

- 大人と子どもでは立ったときにみえている世界が違うので，子どもの目の高さで家庭内の安全を確認すること
- 洗濯機や風呂に残り湯をためておかないこと
- 子どもは，手の届くものは引っ張る，直径 35 mm 以下のものは口に入れる，という認識をもつこと

事故とともに中毒の問題も重要です．中毒が疑われる場合には，以下のウェブサイトを閲覧する，あるいは電話をかけるという情報を，乳幼児健診の機会に知らせることが望ましいと考えています．

- 日本中毒情報センター（http://www.j-poison-ic.or.jp/）
- 大阪中毒110番（365日，24時間対応）：072-727-2499（通話料がかかります）
- つくば中毒110番（365日，9時～21時対応）：029-852-9999（通話料がかかります）

● 受動喫煙の防止

　男性の喫煙率は減少傾向にありますが，女性では特に若い年齢で横ばい～増加傾向にあります．私の以前の調査では，妊娠中の喫煙率は約10％でした．妊娠中には禁煙していても，出産後に再喫煙する率は20～60％といわれています．妊娠中の喫煙が子どもの発達障害の原因になりうることについての報告はいくつか出始めていますが，育児中，特に乳児の母親の喫煙が，子どもの気管支炎や気管支喘息などに加えて中耳炎のリスクにもなることは，知らない保護者がほとんどです．妊娠中や乳児期の周囲の喫煙がADHDなどの発達障害を含む子どもの行動の問題を引き起こしやすいという報告もでています．これについても4か月児健診の場では，何らかの方法で周知を図る必要があります．なお当然のことですが，授乳中の喫煙ではニコチンをはじめとする化学物質が乳汁に移行しますし，禁煙のためのニコチンパッチやニコチンガムを使った場合でもニコチンが移行します．

● メディアの問題

　メディアにはテレビ，ビデオ，インターネット，携帯電話，出版物などさまざまなものが含まれますが，ここで問題になるのはテレビとビデオの視聴についてです．日本小児科学会では以下のような提言をだしていますので，これを健診の会場に掲示しておくこともできますが，それだけではほとんど読んでもらえないので，パンフレットにして渡すなどの方法もあります．

1. 2歳以下の子どもには，テレビ・ビデオを長時間みせないようにしましょう．内容や見方によらず，長時間視聴児は言語発達が遅れる危険性が高まります
2. テレビはつけっぱなしにせず，見終わったら消しましょう
3. 乳幼児にテレビやビデオを1人でみせないようにしましょう．みせるときは親も一緒に歌ったり，子どもの問いかけに応えたりすることが大切です
4. 授乳中や食事中はテレビをつけないようにしましょう
5. 乳幼児にもテレビの適切な使い方を身につけさせましょう．見終わったら消すこと．ビデオは続けて反復視聴しないこと
6. 子ども部屋にはテレビやビデオを置かないようにしましょう

　現在，育児をしている保護者の多くは，わが国のほとんどの家庭にテレビが普及した1964年の東京オリンピック以降の生まれです．すなわち物ごころついたときから家にテレビがあるので，テレビはつけっぱなしにしておいて，気になったらみるという習慣も少なくありません．しかし，赤ちゃんはテレビがついていれば，ずっとみていることにもなりかねませんから，発達への影響が懸念されているわけです．

　保護者からテレビについて質問されたときには，「テレビが発達を促進するとは思えないが，いまや日常生活に欠かせないものとなっています．しかし，乳幼児期には双方向のコミュニケーションを発達させることがきわめて重要であり，テレビのように一方的な情報伝達はコミュニケーション機能の発達によくない影響を与える可能性があります」ということや「テレビをみるなということではなく，テレビをみているときも子どもに話しかけたり反応を引きだしたりすることはしてみてくださいね．」「子守の道具にはしないでくださいね」というような内容を話しています．タブレットPCやスマートフォンも同じです．

● 育児グッズ

　前抱きベルト：昔のおんぶひもに代わってこの年齢では前抱きベルトをよくみかけます．しっかりしたつくりのものが多く，子どもの顔をすぐにみることができるのもポイントのようですが，しっかりと固定をしていないと保護者がかがんだ

ときに子どもが滑り落ちる危険性があること，製品によっては留め金やフックが壊れる場合があること（多くは通信販売での購入のようですが）を伝えています．

抱っこ布：輪になった布で子どもをくるむように抱きかかえるもので，一時流行しました．母乳を授乳するときにも人目に触れにくくしたりする効果もありますが，子どもが布から脱落して転落する可能性や，保護者の体勢によっては股関節の障害をきたしたり，子どもの腹部や胸部，頭部を圧迫してしまう可能性があることをお話しています．

頭蓋矯正ヘルメット（molding helmet）：うつぶせ寝での乳児突然死との関連が叫ばれるようになってから，頭蓋の変形に敏感なアメリカで始まり，わが国でもいくつかの医療機関で行われるようになっているようです．しかし，この時期のヘルメット着用について，整容的な使用による発達への影響などは明らかになっていません．アメリカのジョンズ・ホプキンス・メディスン（Johns Hopkins Medicine）のウェブサイトの URL を巻末の「参考文献」に掲げましたが，ここでも「病的な頭蓋変形の場合に限る」とされています．

児童虐待の予防についても，この時期での強調は大切ですが，これは「第11章　児童虐待をめぐる問題」にまとめました．

●カンファレンス

集団で実施する場合には，健診終了後のカンファレンスは特に多職種間の意識と情報の共有のために大切です．虐待の疑いの場合だけではなく，不安を抱える母親への対応，障害を示唆された母子への対応などについては個人情報に留意する必要はありますが，健診に参加する人たちが共通の認識をもつことは，よりよい健診をめざすためにとても重要です．市区町村で行っている集団での健診では，医師は委託の輪番であることが多く，診察が終われば帰ってしまうこともありますが，「様子をみましょう」という言葉を少しでも減らすためにも，カンファレンスへの参加は必要なことだと考えています．

第5章　10か月～1歳頃の健診

　発達が"乳児型から幼児型に移行"しつつある時期です．睡眠のリズムや1日の生活リズムも安定してきますし，離乳食も2～3回に増え，表情も豊かになって言葉や動作に反応したり，模倣動作がみられたりするようになってきます．お座りやはいはいからつかまり立ち，そして一人歩きへと移行する時期でもあり，粗大運動や姿勢の面でも大きな変化があります．こうした姿勢の変化を評価するときも，低出生体重児の場合には修正月齢で行う必要があります．

　この時期に健診を行っている自治体は少ないのですが，行っている自治体でも集団ではなく医療機関に委託して個別で実施している場合がほとんどです．発達段階には個人差が大きいものの，就労中の母親たちの育児休業の取得が一般的になっており，職場復帰の前に子どもの発育状況を再確認するという意味からも，この時期に健診を行うことには意義があります．食行動の面からも，母乳やミルク中心から離乳食中心に移行する時期です．

● 1歳児のイメージ

　生後10か月頃～1歳にかけては，発達面では立位が可能になってくるという点で運動発達を含めた全体像で大きな変化の時期を迎えますが，個人差が非常に大きいことも特徴です．たとえば，満期産であっても10か月で独立歩行が可能になる子どももいれば，1歳の時点でつかまり立ちがようやく可能になる子どももいます．

　生活面では，10か月では3回食が確立している子どもはまだ少ないですが，1歳では90％以上の子どもで3回食が確立しています．1歳時点では30～40％の子どもが母乳を，60～70％の子どもがミルク（フォローアップミルクを含む）を摂取しています．食事の移行期であるため，食事や栄養についての質問が多い時期です．1日の生活リズムは，生後10か月以降は昼と夜の規則性，睡眠時間などはほぼ一定になってきますが，保護者の生活リズムに依存する部分が

大きいことも特徴です．したがって，1歳児の生活パターンとしては望ましくないことですが，午後9時以降に就寝する子どもが80%を超えています．

1歳になれば約60%の子どもでひとり歩きが可能，95%以上の子どもがつかまり立ちが可能となっています．微細運動では，1歳では約80%の子どもで人さし指まで分離しているので（中指，薬指，小指はまだ分離していないので単独で動かすことが難しい），親指と人さし指で小さな物やストローなどをつまむことができるようになります．言語の面では声だしや喃語が活発となり，音声模倣も始まってきますし，バイバイやチョウダイなどの動作にも80%以上が反応し，動作模倣も始まってきます．意味のある音声（特定の物を指していることがわかる発音）の出現も50%以上でみられ，テレビに注目したり，音のする方に這うなどして近寄ってみたり，好きなコマーシャルができてくることも多いです．

保護者などと目を合わせるアイ・コンタクトも可能になってきますが，「目が合う」から「目を覗き込む」へと変化してくる時期でもあります．生歯は1歳で平均8本くらいです．

●10か月～1歳頃の身体測定値

平成22年乳幼児身体発育値から目安となるパーセンタイル値を表1，表2に示します．

表1，表2に示したように，10か月～1歳頃までの間に，身長は男女とも2cm程度，体重は400～500g程度増加します．低出生体重児の多くは，身長，体重ともにまだ満期産児には追いついていません．

表1 10～11か月児の身体発育値

男児							パーセンタイル	女児						
3	10	25	50	75	90	97		3	10	25	50	75	90	97
7.34	7.81	8.31	8.88	9.48	10.03	10.59	体重(kg)	6.86	7.31	7.78	8.34	8.93	9.49	10.06
68.4	69.8	71.2	72.8	74.4	75.9	77.4	身長(cm)	66.5	68.1	69.7	71.4	73.0	74.3	75.6
42.9	43.7	44.6	45.5	46.4	47.2	47.9	頭囲(cm)	41.7	42.6	43.5	44.3	45.2	45.9	46.6
42.1	43.1	44.2	45.5	46.9	48.2	49.6	胸囲(cm)	40.9	41.9	43.0	44.3	45.6	46.9	48.2

（厚生労働省：平成22年乳幼児身体発育調査報告書より）

表2　1歳〜1歳1か月未満児の身体発育値

男児							パーセンタイル	女児						
3	10	25	50	75	90	97		3	10	25	50	75	90	97
7.68	8.15	8.65	9.24	9.86	10.44	11.04	体重(kg)	7.16	7.62	8.11	8.68	9.29	9.87	10.48
70.3	71.7	73.2	74.8	76.5	78.0	79.6	身長(cm)	68.3	70.0	71.7	73.4	75.0	76.4	77.8
43.5	44.4	45.3	46.2	47.1	47.9	48.7	頭囲(cm)	42.4	43.3	44.2	45.1	45.9	46.7	47.4
42.7	43.7	44.8	46.1	47.4	48.7	50.1	胸囲(cm)	41.4	42.4	43.5	44.8	46.1	47.4	48.7

（厚生労働省：平成22年乳幼児身体発育調査報告書より）

●健診で実施すること

　個別か集団かによっても異なりますが，問診，身体計測（身長：臥位で0.1cm単位まで測定，体重：10g単位まで測定，胸囲：0.1cm単位まで測定，頭囲：0.1cm単位まで測定），内科診察は必須です．このほかに，う歯の予防や栄養などについて少人数での教室やグループ学習会を開催したり，公園に行くなど外出の機会も増えてきますので，子育てグループづくりを手伝ったり，これから子どもが歩行を獲得する時期を前にして，ピア・サポートを行うこともできます．予防接種がどの程度進んでいるのかの確認や，1歳を過ぎると麻疹・風疹（MR）ワクチンや水痘ワクチンの接種が可能になることの周知もできます．

●問　診

　問診では，まず養育環境や生活リズムについて質問します．就寝時刻，起床時刻，昼寝，夜間の授乳などについての質問から，できれば1日を1時間ごとに24マスに区切った問診票（エクセルを使えば簡単にできます）を用意して（事前に配布できればなおよいです）記入してもらい，1日のリズムを把握し，もし保護者が気になっていること，変えたいことや疑問に思っていることがあればそれも記入してもらいます．次に，食事の回数と内容，哺乳の種類や回数についても質問します．気になっていることなども聞いておきますが，家庭による育児についての意識の差がとても大きい時期です．

　う歯予防の観点からは，スポーツドリンクやジュースなどの甘味飲料の摂取について把握しておきましょう．これらの摂取により口中環境が酸性化し，う蝕が起きやすくなりますが，この時期にはまだ洗口ができないので，飲料などが意外

に長く口腔内に留まることもあり，その後のう蝕の発生につながる可能性があります．

　さらに私は前日の食事内容を記載してもってきてもらい，3食それぞれに主食，蛋白質，野菜やくだものが入っていることを確認し，さらに甘味飲料の摂取が少ない場合には，子どもを連れてきた保護者を「ハナマルですよ！」とほめるようにしています．

　生活リズムや食事，栄養について確認したあと，発達について質問します．運動発達では粗大運動（はいはい，高這い，つかまり立ち，ひとり立ち，ひとり歩き）の状況を確認するとともに，微細運動（物を親指と人さし指でつまむなど）についても確認し，指示（チョウダイなど）の理解（動作や指示への決まった反応があること）や，あいさつの理解（バイバイ，コンニチワなどへの表情や対応の変化）などについても質問します．

　最後に，アレルギーなど身体的な問題や予防接種の進行状況などについて聞きます．予防接種については任意接種も含めると生後2か月から始まっており，この時期には相当数の接種が終わっているはずです．接種間隔がずれている場合も含めて，母子健康手帳の予防接種の欄は必ず確認してください．

　なお，受動喫煙の問題は「第4章　4か月頃の健診」でも述べましたが，気管支炎，中耳炎などの感染症を繰り返している場合には受動喫煙との関連が強く疑われるので，喫煙している家族の禁煙をすすめることになります．"喫煙はよくない"と相手を否定しないで，禁煙をどうやって進めていくかを家族で話し合ってみてください．

● 見落としたくない症状

- 発達過程の退行
- つかまり立ちができない，お座りができない
- 体重増加不良（特に体重減少）
- バイバイ，チョウダイが理解できない
- テレビや動物に興味を示さない，声をだしたり，感情を表現したりすることが少ない
- 視線が合わない，音に反応しない
- 食事を食べない，ミルクなどに依存する
- 繰り返す嘔吐，長びく下痢
- 不自然な外傷，着衣や皮膚の汚れ，母親の無関心

● 発達過程の退行

　お座り，つかまり立ちなどがいったんできるようになった，あるいは通過した発達過程ができなくなる症状を退行といい，これは点頭てんかん，ドラベ（Dravet）症候群などの難治性てんかんをはじめとして，先天性代謝異常症，神経筋疾患など発達予後不良の疾患の存在を示唆します．このような症状がみられた場合には，有効な治療法があるとは限りませんが，「様子をみる」のではなく，なるべく早く積極的に疾患の検索をし，可能な対策を立てる必要があります．

● つかまり立ちができない，お座りができない

　運動発達の遅れの症状は"全体的な発達の遅れ"か"運動機能の遅れ"かをまず見分ける必要があります．"全体的な発達の遅れ"の場合には，動作の理解や模倣にも遅れがみられることが多いのですが，"運動機能のみの遅れ"の場合にはこれらの合併は少なくなります．前者では知的発達の遅れや自閉症スペクトラム障害などを疑うほか，中等度の視聴覚の障害でもこのような状況になりうることから，必要に応じて視聴覚の検査も行います．後者では，良性乳児筋緊張低下症（シャフリングベビー）のほか，脳性麻痺や神経筋疾患も考える必要があります．先天性筋ジストロフィーでは，多くの場合は運動も知能も含めた全体的な発達の

遅れがみられますが，知的な発達には影響の少ないデュシェンヌ（Duchenne）型筋ジストロフィーでは1歳頃は無症状のことが多く，2～3歳で症状が出現し，3歳を過ぎてから確定診断に至ることが多くなります．

● 体重増加不良（特に体重減少）
　乳児期には体重増加不良が疾患の存在を考えるうえで重要な症状ですが，この時期になると体重増加のペースが遅くなる（1日10g以下）ため，体重増加不良の診断には月単位の経過を追う必要があります．体重減少の多くは，発熱や嘔吐，下痢など急性の疾患に伴ってみられますが，ゆっくりとした体重減少は慢性的な感染症，代謝異常，内分泌疾患，児童虐待などでみられます．この時期に測定した体重が前回の測定値を下回っている場合には，原因が明らかでなければ精密検査の対象となります．私は全身状態や発達のチェックのほか，とりあえず血球算定（CBC），C反応性蛋白（CRP），肝機能，腎機能，電解質，尿のチェックを行い，これらに異常があればさらに検索を進めるようにしています．

● バイバイ，チョウダイが理解できない
　知的な面での理解の遅れか，情報入力系としての視聴覚の障害を考えることになります．知的な面での理解の遅れの多くは知的障害に随伴しており，根本的な治療は甲状腺機能低下症などを除いて存在しないことが多いのですが，早期に適切な療育を開始することで，将来の発達段階や社会生活能力の改善につながりますし，自閉症を含む自閉症スペクトラム障害の診断のきっかけとなることもあります．これについては，「第6章　1歳6か月頃の健診」を参照してください．

● テレビや動物に興味を示さない
　声をだしたり，感情表現が少なかったりするなどは，自閉症スペクトラム障害を含むコミュニケーション障害の診断の手がかりとなる症状です．テレビについては，興味を示さない場合と異常なほど興味を示す場合があります．動物への興味も多くの子どもたちではこの時期から始まり，犬や猫に触りたがったり近寄ったりしようとします．声だしもこの時期には活発となり，喃語から単語への移行期になります．言語的なコミュニケーションの発達は十分ではありませんが，身振り・手振り，表情やそれらの模倣を含む非言語的コミュニケーションが発達してくる時期ですので，このような症状がみられなければ，コミュニケーション障

害や知的障害を疑わせるきっかけになります．なお，これらの症状がみられないことは，難聴も考えられますので，疑った場合には聴力検査で確認します．新生児期の聴覚スクリーニングで異常がなかった場合でも，その後の難聴の発生，スクリーニング結果の偽陰性の可能性も考えて，疑わしい場合には ABR による確認がすすめられます．

● 視線が合わない，音に反応しない

　視聴覚の障害を示唆する症状ですが，上述のコミュニケーションの障害を伴う病態でもこのような症状がみられます．視線については両目がきちんと合っているかを確認する（単眼視＜片方の眼のみ視線が合う，片方の眼だけで物をみようとすること＞は対側の視力の低下をきたしやすい）ことと，テレビなどの視聴の様子が参考になります．聴力と異なり，正確に視力を測定することはこの年代では容易ではありません．この時期から 3 歳頃までは網膜芽細胞腫の好発時期でもありますので，白色瞳孔にも注意します．これらについては，疑ったら小児眼科や小児医療センターなどの眼科に紹介することをおすすめしています．

　スポット・ビジョン・スクリーナー（spot vision screener：SVS）は手持ちで簡便に目のチェックができます（巻末の「参考文献」を参照）．生後 6 か月頃から使用が可能です．斜視や屈折異常，不同視，白色瞳孔などをスクリーニングできます．ときどき間違えられていますが SVS で視力は測定できません．不同視のときに不同視弱視を疑うだけです．たいへんすぐれた機械なのですが価格が 100 万円以上と高いことが普及を阻んでいます．

　音への反応は難聴でも，知的障害でも自閉症スペクトラム障害でもよくないことがあります．これまでの健診と同様に疑ったら聴力は ABR でも OAE でも遊戯聴力検査でもかまいませんから確認してください．

● 食事を食べない，ミルクなどに依存する

　コミュニケーションの障害や知的障害でしばしばみられる症状ですが，生活習慣の問題やアレルギーによる食事制限の関連，児童虐待のひとつであるネグレクトなど，さまざまな問題が関係してきます．生活習慣の問題では，家族全体の生活習慣が夜型になっていることがあり，その場合には家族の食事摂取も規則的ではないことが多いようです．このような場合には，昼間に規則的に外出することやほかの子どもとの交流などの社会性の発達を促す面で問題を生じる可能性があ

ります．アレルギー（特に食物アレルギー）の問題では主治医の意見が尊重されますが，食事制限について保護者が過度に過敏になって自己判断で食事制限をしている場合もあります．このような場合には，しばしば過剰な制限が行われています．制限する食事は自己判断ではなく，主治医に相談するよう保護者にきちんと認識してもらい，アレルギー症状の出現を防ぎます．巻末の「参考文献」の『抗原量に基づいて「食べること」を目指す　乳幼児の食物アレルギー』などを参考にしてください．ネグレクトによって食事の問題が発生している場合には，この年齢では意図的な児童虐待のほかに保護者の精神的な問題などが関連していることがありますので，「第9章　乳幼児健診の事後フォローアップと周辺事業，予防接種」，「第10章　母親の抑うつとその周辺」，「第11章　児童虐待をめぐる問題」を参照してください．

　繰り返す嘔吐や長びく下痢は，消化器系の疾患だけではなく，中枢神経疾患や精神的な問題から生じることもあります．身体所見の乏しい場合には，血液検査や画像検査を行い病態を把握する必要があります．きわめてまれとは思われますが，母親が自分に処方された薬剤を子どもに飲ませて繰り返す嘔吐を招いた症例（代理ミュンヒハウゼン＜Münchausen＞症候群と考えられます．児童虐待のひとつ）を経験したこともあります．

　不自然な外傷，着衣や皮膚の汚れ，母親の無関心は，いうまでもなくネグレクトなど児童虐待に関連する症状です．詳細は「第10章　母親の抑うつとその周辺」をご参照ください．

●診察手順の1例

　この年齢では保護者（おもに母親）に抱っこしてもらって，おむつのみにして座らせ，まず表情や目の動きをみます．抱いている保護者が落ち着いているか，不安そうかなどの観察も行います．目の動きをみたあと，両目がきちんと観察者（医師）と合うかどうかも確認します．泣いている，眠いなどで最初に確認できない場合は，診察の流れのなかのどこかで確認するようにしています．胸部の聴診と頭頸部や胸腹部の観察も私はこのときに行っています．腹部については背臥位での触診が望ましいので，診察の順序や子どもの機嫌にもよりますが，私は外陰部などの確認に併せて行っています．

❶細かい診察手順はさておいて，どんな姿勢をとっているかはよくみておきま

第5章　10か月〜1歳頃の健診

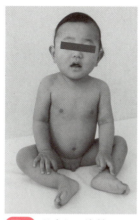
図1　お座りの姿勢

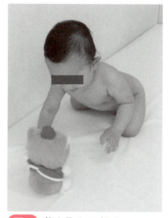
図2　物を取りに行く

しょう．まずはお座りの状態をみます．図1は10か月児の写真ですが，頭をまっすぐに上げて視線も合っています．両手も地面から離れていますし，この姿勢であれば安定しているのでおもちゃを手に持っても姿勢が崩れません．シャフリングベビーの場合には膝を前にだして折り曲げ，下腿が体幹に近くなることもあります．この状態から前にぬいぐるみやおもちゃなどを置くと，前傾姿勢から前に手をついて取りに行きます（図2）．そのときに左右に姿勢がぶれないこと，バランスを崩さないことを確認します．下肢の筋緊張が強い場合も弱い場合も，この動作はうまくできません．もちろん，シャフリングベビーでは無理です．こうした動作をするときの表情もよく観察してください．知的障害や自閉症スペクトラム障害はこの月齢では診断できるとは限りませんが，自閉症スペクトラム障害を抱えた子どものきょうだい例でこの時期から観察した例では，物をみることはできましたが，そこへの移動運動はありませんでした．その後，自閉症スペクトラム障害と診断しました．

❷支えてつかまり立ちをさせると壁に沿って立っています（図3）．つかまり立ちの姿勢から，つたい歩きをするかひとり立ちをするかを，少し時間をかけて観察します．つたい歩きは低い机やバーなどつかまりやすいものがあったほうが行いやすく，ひとり立ちは壁でも手を離して立つ様子をみることができます．もちろん，立つ，歩くということだけではなく，左右差にも注意します．左右どちらかのバランスが悪いと感じたときは，股関節のチェックも必要です．片足は足底全体が床につくけれども対側は足先のみしかつかない場合や，片足の

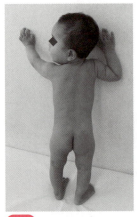 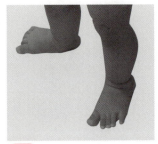

図3 つかまり立ち　　図4 立ったときの足の状態

み膝を伸ばしてつっぱっている場合などは，整形外科的な疾患の可能性があります．またこの時期になって内反が発見されることもあります．膝を伸ばしてつっぱる姿勢は，片側だけではなく両側の場合にも，泣いていてつっぱるのでなければ異常と考えます．体全体のバランスや皮膚の状態もこのときに観察します．つま先立ちではなく，足底全体がついた状態で体を支えているかどうかも確認してみてください（図4）．

　10か月を過ぎると，ほとんどの子どもはつかまり立ちができますが，シャフリングベビーでは筋緊張が低く立位が保持できないことがほとんどで，この時期には座っていることが多く，歩行開始が遅れます．その多くはいずれ歩行を獲得することになりますが，1歳8か月まで観察しても歩行を獲得しない場合や，そのほかの発達の遅れや筋緊張があまりに弱いなどの問題がみられる場合には，神経筋疾患を含めた検索が必要になります．

❸逆さにしたときに，それまでは横に手を広げていたのを下に手を伸ばすようにするパラシュート反射は，早い子どもでは生後7か月からみられますが，多くは8〜10か月にみられるようになります（図5）．1歳頃になると手を下に伸ばすだけではなく，足をつけようとする姿勢をとることもあります．

❹最後に，臥位でおむつをはずして外陰部や下背部などの観察を行います．腹部の触診は，私はこのときに行っています．診察や観察をしている間，保護者はしばしば不安そうな様子をみせます．保護者に何をみているのか，どのような所見があるのかについて説明をしながら診察を進めます．4か月児健診のとこ

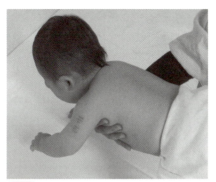
図5 パラシュート反射

ろでもお話しましたが，腹部は保護者にも触り方を教えて触ってもらうこともあります．しかし，4か月の時期に比べると，この時期では子どもが体を起こそうとすることも多く，ゆっくりと保護者が触ることが難しい場合もあります．

❺さらに，問診で得られた生活状況や食事状況にも留意して，最後に保護者に診察での結果を告げますが，そのときに可能であればそれまでの育児に対して肯定的な言葉を添えておくことが，保護者と子どもとの肯定的なかかわりを促進するという面でも，今後の育児のモチベーションを高くするためにも重要であると考えています．

厚生労働省のおすすめとしては，医師の診察において精神的発達の障害，運動発達の異常，神経系の異常，感覚器の異常，血液疾患，皮膚疾患，股関節，循環器疾患，呼吸器疾患，消化器疾患，泌尿生殖器疾患，先天異常などについてチェックするようにすすめられていますので，みられるものはみておくということだと思います．必須のチェックについては「診察手順の1例」や「見落としたくない症状」などにまとめてあります．

●1歳頃の健診でよくある訴えと対応

◉ 離乳食がうまく進まない

保護者に質問してみると，3回食が確立している子どももいますし，まだ母乳やミルクに依存している子どももいます．2回食以上が確立していれば心配はありませんが，症状がなくてもアレルギーなどの問題を心配している保護者もいます．まだ乳臼歯が生えていないので噛み切る力や能力は歯茎でつぶせる硬さにな

りますので，食材を細かくしたり柔らかくしたりする工夫は必要ですが，大人が食べているものでも味つけの濃いもの，辛いものや酸っぱいもの以外は少しずつ挑戦して味に慣らしていくことをすすめています．

　離乳食がうまく進まないと訴えている保護者の多くは，実は食事以外にもいろいろな悩みを抱えていることが多いので，食事に限らずゆっくりと話を聞く必要があります．なお，う歯は Streptococcus mutans によって起こる感染症という考え方が最近は一般的です．食事の際に"口移し"や食具を共有して食物を与える場面をみることがありますが，私は保護者の口腔内にある細菌を乳児に感染させるリスクがあると考えてすすめていません．

● 夜間の授乳が続く

　夜間授乳はこの年齢では 20％以上にみられます．特に心配することはありませんが，1歳になると母親が母乳やミルクをやめたい，すなわち卒乳したいと考え始めている場合があり，昼間はやめられても夜がやめられないという悩みに遭遇します．実際に子どもが空腹になり，そのために泣いて夜間授乳に至ることもありますので，昼間の食事量を十分確保しておくことが大切です．私は食事量の問題がなければ，夜間授乳は晩酌のようなもの，精神安定剤のようなものというように説明し，早くやめさせようと焦らないように話をしています．生活リズムに神経質になることがあるので，保護者を安心させることも大切です．

● 皮膚のびらんなどが気になる

　皮膚のびらんはアトピー性皮膚炎などでしばしば認められます．基本的には保湿をしていればびらんが起きることは少ないのですが，いったん皮膚を掻き始めるとびらんが広がってきます．脂漏性湿疹は乳児前期に比べて減少しています．アトピー性皮膚炎の場合には，耳介の下が切れる（いわゆる耳切れ），関節屈曲部のびらんがみられるなどの症状があり，その場合には受診をすすめることになりますが，インターネットやテレビなどの情報から過度のステロイド恐怖症になっている保護者が少なくありません．しかし，顔面，特に目の周囲の皮膚炎に対しては適切にステロイド外用剤を使用し，重症化させないことが将来の食物アレルギーの予防につながり，絶えず引っ掻く機械的刺激によるアトピー性白内障（この時期には簡単には起きませんが将来に向けてということです）などの予防になることも説明します．ですから，きちんとした説明が可能でその説明に納得でき

る主治医を選ぶようにすすめています．

　専門医への紹介のタイミングは「第4章　4か月頃の健診」と同じで，私はスキンケアとステロイド外用剤を使用しても改善が乏しい場合に行っています．なお，タクロリムス外用剤は年齢的に保険適用外です（基本的には2歳以上で，しかも濃度の低い小児用を使います）．

　夜間の睡眠不足や食事摂取量の低下が「痒み」のために起きていることもあります．また，爪をきちんと切っておくという基本的ケアも重要です．肛門周囲などのおむつかぶれも，接触性皮膚炎だけではなくカンジダなどの真菌感染症が混じっていることがあります．これは顕微鏡で調べることにより診断でき，抗真菌薬の入った軟膏の塗布によって治癒しますが，やはり清潔に保つというスキンケアが基本です．

● おりものが続く（女児）

　おりものが続くという主訴は，おむつが取れてパンツをはくようになってからのほうが多くなります（パンツが汚れるのでみつかりやすい）が，おむつを替えるときに分泌物がいつもみられるという訴えもときどきあります．開脚位で腟口を確認し，びらんや分泌物を認めるときには，なぜそれが起きているかを調べて，治療が必要かどうかを判断します．この年齢では，腟と大腸，尿管などの瘻孔や奇形が隠れていて，おりものや感染を契機に診断されることもあります．

● 包茎ではないか（男児）

　この年齢でも大多数は生理的な包茎で，包皮が冠状溝まで反転できることはまだまれですが，包皮を広げても尿道口が露出できない，あるいは広げるときに尿滴がこぼれるなどは尿路感染症の危険因子となり，このような場合には尿検査（無症候性細菌尿の有無）が必要です．これまでの健診と同様に，尿道口は露出できても冠状溝までは剥けないという場合でも，それが普通の状態であることを説明しています．なお，尿検査はこの年齢では尿採取パックを貼りつけて採取することが多いのですが，細菌尿の確認には皮膚の細菌の混入などがあり正確ではありません．8フレンチ（Fr）程度のチューブで採尿して検査することで正確な判断ができます．包皮を無理に剥がそうとすると出血して癒着し，真性包茎をつくってしまうので無理しないことが大切です．

● カンファレンス

　どの健診であっても終了後のカンファレンスは必要です．不安の強い母親への対応などはもとより，健診に参加しているさまざまな職種の多くの目でみて対応を考え，共通認識をもっておくことが，その後の対応や新たな訴えがあった場合にも有用です．もちろん児童虐待を疑った場合についても同様であり，疑った場合には当たり前ですが，「放置する」「様子をみる」のではなく介入しなければ，子どもを守ることはできません．この時期には子どもの動きが大きくなり目が離せないのですが，きょうだいが行動やコミュニケーションに課題を抱えていると，保護者，特に母親が疲弊していることがよくあります．さまざまな子育てサービスについての知識交換などもカンファレンスでの話題です．

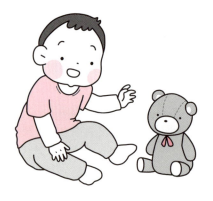

第6章 1歳6か月頃の健診

　満1歳6か月～2歳未満で行うよう母子保健法第12条に定められている健診であり，全国の市区町村が実施することが義務づけられています．身体や精神面での発達の評価を主眼として実施されており，母子保健法施行規則に掲げられた項目もそのようになっていますが，最近では子育て支援としての機能が健診にも求められるようになり，保育士などが参加して健診を行っている市区町村も増えてきました．満1歳6か月を迎える月に健診を行っている自治体がありますが，この場合にはしばしば満1歳6か月以前に健診を行うことがあり，その場合には法的な要素を満たしません（たとえば，2017年1月15日生まれの子どもの健診を2018年6月に行った場合，6月15日以降に行う場合には満1歳6か月の基準を満たしますが，6月14日までに行った場合には基準を満たしませんので注意が必要です）．

　1歳6か月頃は「発達が質的に変化する」年齢です．

- 歩行を獲得する
- 立位に伴って目の位置が高くなり立体視が可能になる
- 乳児型の体型から幼児型の体型に移行する
- 非言語的なコミュニケーションの習得が進む
- 言語を手段として用いるコミュニケーションが芽生える
- 積み木を積むなど微細運動が可能になる
- スプーンなど道具を使うようになる
- 乳臼歯が生えてくるので，食物をすりつぶせるようになる

　このように乳児期から幼児期へと質的に変化する時期です．ですから，これらのポイントを理解し，そこに問題がある場合にはどのように対応するのかを考えます．

● 1歳6か月児のイメージ

　体重は10kgを超えることが多く，身長も概ね75cmを超えています．乳歯の数は平均で15本となりますが，すでに約10%の子どもにはう歯が認められます．栄養面では95%以上の子どもで3回食が確立しているものの，約8%はまだ母乳を続けています．99%以上の子どもではひとり歩きができるようになっており，歩行の姿勢も歩行開始時の両手を上に上げるハイガード（high guard）から，両手を下に下げるローガード（low guard）に変化しています．靴をはいて歩く子どもも多いです．

　微細運動では両手の親指，人さし指が分離し，指を使って物をつまむ，ひねるなどの動作が可能になっています．指さしをする，人さし指を立てるなどもできるようになります．図1は，両手の人さし指を立てている1歳6か月児です．

　あいさつを含む簡単な日常会話の理解は90%以上の子どもで可能になっていますが，自発語については5語以上でている子どもは筆者の調査では男児では約80%，女児では約93%でした．要求や興味に沿って指さすという行動もみられるようになります．テレビをみて子どもや動物に興味を示すだけではなく，動作などを模倣することもみられるようになります．名前を呼ぶと「はーい」という発声とともに手を挙げることもできる子どもが増えてきます（図2）．最初は手伝って手を挙げるように指示しますが，多くの場合には自分でできるようになります．言語理解が進めば，呼名以外の指示にも手を挙げるようになります．また自分で座ってストローを使って上手に飲むこともできるようになります（図3）．

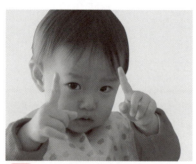

図1　人さし指の分離

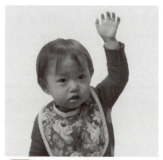

図2　呼ばれて手を挙げる

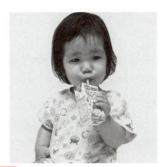

図3 ストローを上手に使って飲む

● 1 歳 6 か月児の身体測定値

平成22年乳幼児身体発育値から目安となるパーセンタイル値を表1に示します．

表1 1 歳 6 か月〜 1 歳 7 か月未満児の身体発育値

男児							パーセンタイル	女児						
3	10	25	50	75	90	97		3	10	25	50	75	90	97
8.70	9.18	9.71	10.35	11.04	11.73	12.47	体重(kg)	8.05	8.55	9.09	9.73	10.42	11.08	11.77
75.6	77.2	78.8	80.6	82.5	84.2	85.9	身長(cm)	73.9	75.6	77.3	79.2	81.0	82.7	84.2
44.9	45.8	46.6	47.6	48.6	49.4	50.3	頭囲(cm)	43.8	44.7	45.5	46.5	47.4	48.2	49.0
44.2	45.2	46.2	47.5	48.8	50.2	51.5	胸囲(cm)	42.8	43.8	44.9	46.2	47.5	48.8	50.1

（厚生労働省：平成22年乳幼児身体発育調査報告書より）

● 健診で実施すること

　個別か集団かによっても異なりますが，問診，身体計測（身長：臥位で 0.1cm 単位まで測定，体重：100g 単位まで測定，胸囲：0.1cm 単位まで測定，頭囲：0.1cm 単位まで測定），内科診察，歯科健診は必須です．母子保健法施行規則では，次頁に示す項目について健診を行うことが定められています．

　このように多岐にわたって定められていますが，これらを漏れのないようにすべてカバーするのは考えてみてもかなり大変なことです．特に診察の場面で多くのことが求められているのがおわかりいただけると思いますし，発達の確認という面でも同様です．全国的にはほとんどの市区町村で集団での健診を実施していますが，一部には医療機関で個別に行っている場合もあります．その場合には，

歯科健診についてはほかの医療機関を受診することになります．これまでの健診と同様に子育て支援の一環として，保護者と子どもたちを集めてグループ・ミーティングを行う，ピア・サポートの場としても活用するなどのほか，保育士や家庭児童相談員（都道府県により若干呼び方が変わります）が参加して，子育てにおいて抱える問題についての相談や対応を行う市区町村も増えてきています．このような子育て支援のプログラムを行うことは厚生労働省もすすめています．

> 第十二条の規定による満一歳六か月を超え満二歳に達しない幼児に対する健康診査は，次の各号に掲げる項目について行うものとする．
> - 身体発育状況
> - 栄養状態
> - 脊柱及び胸郭の疾病及び異常の有無
> - 皮膚の疾病の有無
> - 歯及び口腔の疾病及び異常の有無
> - 四肢運動障害の有無
> - 精神発達の状況
> - 言語障害の有無
> - 予防接種の実施状況
> - 育児上問題となる事項
> - その他の疾病及び異常の有無
>
> （母子保健法施行規則より）

●問　診

問診では，まず発達を含めた子どもをとりまく全体的な状況を把握します．保護者が子どもに対して受容的かどうかも，親子の様子を注意深く観察していればかなり把握できます．この年齢では下に子どもが生まれていたり，母親が妊娠中であったりすることも少なくありません．ひたすら子どもに対して攻撃的であったり，自分の傍らからまったく離そうとしなかったりするなどの場合には，問診でいろいろと聞いても感情的になったり落ち着いていないなどにより，せっかく聞いた内容が信頼できない場合もでてきます．そのような場合には焦らないで食

事の話など当たり障りのないところから始めたいのですが，そんなときに限って母親のほうが早く健診を終わらせたくて焦っていることもよくあります．そんなときには事務的になるべく完結に（相手の状況を観察しながら）問診を進めます．

生活リズムについては，就寝時刻，起床時刻，昼寝などの時間を確認することで，おおよその1日のリズムを把握することができます．次に，食事の回数と内容，哺乳がまだ続いていれば種類や回数についても質問します．この時期のう歯予防の観点からは，季節によっても異なりますがスポーツドリンクやジュースなどの甘味飲料の摂取についても質問しておくことが望ましいです．

最近ではまだおむつがはずれていない子どもがほとんどです．以前はこの時期にトイレットトレーニングを開始することが一般的でした．しかし，生理的，発達的には急ぐ必要はありません．排尿を誘導し（おまるの使用ももちろんかまいません），強制しないでうまくできたらほめるという対応が基本になります．

発達では，まず運動発達について聞いておきます．粗大運動（ひとり歩きができるかどうかだけではなく，転びやすさや段差を乗り越えられるかどうか，方向変換ができるかどうかなども確認しておきます）の状況を確認するとともに，微細運動（指を使って物をつまんだりひねったりできるか，スプーンを使うことができるかなど）についても確認します．問診の場では，粗大運動については聞き取りで，微細運動については積み木（2.5～3cm角）を積んでもらうことによる確認が多いようです．3個積めれば通過と判定するところが多いようですが，泣いている，眠いなどで目の前ではできないこともあります．その場合には集団健診であれば保護者からの聞き取り情報を記入することになります（この時期には微細運動の発達にはまだまだ個人差が大きく，積めないことで病的とはいえませんし，また知的発達の影響も受けます）．

次に，精神発達についての質問です．コミュニケーションには言語的コミュニケーションと非言語的コミュニケーションがあります．言語的コミュニケーションには音声言語としての"話す"，"聞く"，文字言語としての"読む"，"書く"の4つがありますが，この年齢では，"話す"，"聞く"の音声言語の評価が中心になります．非言語的なコミュニケーションは，相手と視線を合わせる，身振りや動作の意味を理解したり模倣する，それらを使ったりして自分の要求を伝える，相手の表情や声のトーンを理解する，指さしをする，指さしたものを保護者と一緒にみる（共同注視），などが含まれます．この年齢では実際には非言語的なコミュニケーションの評価や発達が重要ですし，それによる意思伝達のほうが多いので

すが，評価が簡単ではないので，健診の場では言語的なコミュニケーションの評価に終わってしまうことが多いようです．後述のM-CHATなどを使用して非言語的コミュニケーションの評価をする場合もあります．しかし，非言語的なコミュニケーションの評価として"指さし""動作や言語の模倣""見立て遊び"についても聞いてみてください．指さしは，言語的な能力がまだ十分ではないので，要求や興味を指で示すことによって表現するものです．自閉症や知的障害を抱える子どもたちでは一般的に苦手です．模倣は動作の模倣と音声の模倣がありますが，この年齢ではバイバイなど動作の模倣がよくみられます．音声の模倣は単語の一部を真似する（たとえば，「デンシャ」を「シャ」という）こともよくありますが，このステップも単語の獲得へのひとつの段階です．見立ては積み木を自動車に見立てて走らせるまねをする（時にはブーブーという音声を伴います）ように別のものを何かに見立てる行動です．物を介してほかの人とかかわる三項関係は共同注視や見立てのなかからでてきます．

　言語的なコミュニケーションの評価は，話すことのできる意味のある単語について聞くことが多くなります．さらに言語理解の評価としては，指示（特定の物をもってくる，指示に従ってあいさつするなど）がどの程度理解できるかも聞いておきましょう．「あれとって」で新聞をもってくる，「バイバイ」の発声と動作で別れることを理解するなど，具体的に聞いておくほうが正確に把握できます．2語文での指示を理解し，実行できているかという確認方法もあります．たとえば，「リモコンとって」「これポイして」などです．

　けいれんの有無やアレルギーなど，身体的な問題や予防接種の進行状況などについても確認しておきます．けいれんについては，熱性けいれんの初発発作が起きやすい年齢であること，単純型の熱性けいれんでは家族歴のみられることが多いことから，熱のあるけいれんがあった場合には家族歴も聞いておくと診察の参考になります．熱性けいれんへの対応については巻末の「参考文献」の『熱性けいれん診療ガイドライン2015』も参照してください．

　無熱のけいれんには，てんかんや消化器感染症，中枢神経感染症や中枢神経系の奇形，中毒などに伴うけいれんのほかに，泣き入りひきつけ（breath holding spells：怒り，驚愕などの原因があり，急に呼吸が止まり，意識消失やけいれんを起こすもの）の訴えもときどきみられます．

　アレルギーについては，皮膚や呼吸器の問題だけではなく，食物アレルギーの問題も多くなってきます．即時型食物アレルギーの発症は0歳がもっとも多い

とされていますが，ついで多いのは1歳であり，原因としては鶏卵が約44％，牛乳が約41％とされています（『食物アレルギー診療ガイドライン2016』より．巻末の「参考文献」を参照）．この問題では，とても神経質になっている保護者がいる反面，たとえば皮膚の症状が強くても気にもとめていない保護者もしばしばみられます．

　予防接種の進行状況の確認は2つの理由から大切です．1つは，子育てに向き合う姿勢の問題であり（ネグレクトなどの場合にはしばしば予防接種を受けていません），もう1つは，受けようと思っても繰り返す発熱などのために受けられないなどの場合であり，背後に何らかの慢性的な身体疾患が存在することもありますので，ただ「受けた」「受けていない」ということだけではなく，その理由も聞いておくことが必要です．また予防接種については少数ながら医療従事者でワクチン反対の方もいますし，母子健康手帳にそうした方の「ワクチンを受けません」というサインが入っていることもあります．集団健診の場では是非論の議論は避けるしかないかなと思っています．

　子育て支援という観点からは，子育てで困っていること，気になる症状などについて質問したり，自由に話してもらったりすることも問診の場では大切なことです．しかし，質問がでたときに「診察で聞いてください」と話すだけでは適切な対応につながりません．質問しただけで終わらせないことが重要で，健診が終わるまでに対応し，できればその対応に満足して帰ってもらうことが大切です．

●問診チェックリストの例

　子育て支援は子どもの問題だけではありません．子どもは1人では生きていけません．背後の家族による生活基盤が欠かせないので，保護者を含めた家族や環境に起因する問題については，保護者や家族への適切な介入により受診している子どもの状況も改善する可能性があります．保健師による通り一遍の問診ではなく，必要があればこの時点から保育士，管理栄養士，時には医師などの関連職種が対応します．

　問診で取り扱う項目の例を図4に示しました．

　これらを事前あるいは来所して記入してもらう問診票と，実際に健診のときに問診で行うことに適宜配分することになりますが，これに地域特性を加味した質問を加えることも，健診の特色をだしたり，受診した保護者の満足度を高めたり

- □ 家族構成（母親の妊娠中も含む），日中の保育者（保育所など）
- □ 既往歴（アレルギー，けいれん，その他の入院歴など）
- □ 現在治療中（通院中）の病気
- □ 予防接種（受けた種類と受けた日）
- □ 発達1：歩きだした年齢，歩き方を変だと感じるか
- □ 発達2：有意語の有無と数，指さし，動作や音声の模倣，あいさつや指示の理解
- □ 発達3：積み木を積めるか
- □ 聞こえの確認
- □ 栄養：食事回数，偏食，間食，ミルクや母乳の摂取，甘味飲料の摂取
- □ 歯科：生歯の時期と本数，歯磨き習慣
- □ 生活リズム：起床時刻，就寝時刻，昼寝，外出，テレビの視聴，食事時間など
- □ その他，気になること，相談したいこと

図4 問診チェックリストの例

するために考えてもよいと思います．耳の聞こえについては日本耳鼻咽喉科学会でも手引きをだしています（巻末の「参考文献（役に立つウェブサイト）」を参照）ので，それを参考にして「耳の聞こえが悪いと思ったことがありますか？ ささやき声で名前を呼んだら答えますか？」などは問診で聞いておいたほうがよいと思います．

なお，最近では自閉症の早期発見が取り上げられるようになっており，そのための問診項目を追加している自治体も増えてきました．確かに，後述のように適切な療育を行うことにより，発達面で著しい改善をみる自閉症を抱えた子どもたちが増加してきていることは事実ですが，まだまだそのための個別療育の社会資源は多くはありません．疑ったけれどもきちんと対応できないのであれば，保護者や家族を不安にさせるだけになってしまうかもしれません．注意が必要です．

●見落としたくない症状

◉ 体重，身長の増加不良

身長の問題よりも体重の問題が多くなります．低出生体重児の場合には絶対値は少ないことがありますが，伸び率は確保されています．この時期の身体発育の異常は高率に発達の問題を伴います．発達の遅れを合併している場合には神経疾患などを疑って検索する必要がありますが，よく知られているように児童虐待に

よっても身体発育の遅れが起こることがあります．逆に，肥満についてはadiposity reboundはこの年齢でもありえなくはないのですが，これについては118頁を参照してください．

● 発達の退行

　歩けていたのに歩けなくなった，言葉がでていたのにでなくなったなど，発達の退行を示唆する症状は，絶対数は多くはありませんが，時に遭遇します．基本的にすべてが精密検査の対象ですが，脳波や画像検査，血液検査などだけで診断できるとは限りません．外表奇形などがみられる場合には遺伝子検査を検討してもよいと思います．未診断疾患イニシアチブ(Initiative on Rare and Undiagnosed Disease：IRUD)で調べることが可能な場合もあります(巻末の「参考文献(役に立つウェブサイト)」を参照)．

　また自閉症スペクトラム障害のなかのいわゆる折れ線型自閉症のように，でていた単語がでなくなり，自閉的な傾向が進んでいくような場合もあるので，単に経過をみるだけでは対応が遅れます．

● ひとり歩きができない

　正常範囲の発達の遅れ(未熟児など)，良性乳児筋緊張低下症(シャフリングベビー)，筋ジストロフィーを含む筋疾患，脳性麻痺などが考えられます．精神発達の遅れや発達の退行が合併していれば精密検査を行います．また，ひとり歩きができるということだけではなく，歩き方や内容も重要です．私は歩き方では前進だけではなく，後退やターンができるか，歩くときに骨盤の動揺によるふらつきがないかもチェックポイントにしています．これによって見逃されていた先天性の股関節脱臼を発見したことがありますし，歩くときのぎこちなさをきっかけとして低ホスファターゼ症を発見したこともあります．歩くという動作は認知能力も含めてさまざまな要素から構成されていますので，おかしいと感じたときに考えなければいけない疾患はとても多いと思います(表2)．

● けいれんがある

　この時期の子どもの2～6%がけいれんの既往歴をもっており，95%以上は熱性けいれんです．熱性けいれんについては後述しますが，たとえば電話相談などでは熱があるからといわれて熱性けいれんと即断すると，脳炎や髄膜炎などの

表2 うまく歩けないとき：左右差にも注意

- 脳性まひ
- 先天性股関節脱臼（発育性股関節形成不全）
- 低ホスファターゼ症
- 骨形成不全症，軟骨異栄養症
- 神経筋疾患
- 小脳失調症
- 良性乳児筋緊張低下症

見落としにつながりかねません．熱がないけいれんの場合，この年齢では脱水や中毒は少なくなりますが，泣き入りひきつけなども考える必要があります．泣き入りひきつけは，大きく泣いたあとに呼吸が一時止まったようになり，顔色不良となりますが，すぐに治まります．ほとんどは自然に軽快しますが，数％がてんかんに移行するとされています．私も難治性てんかんであるレノックス・ガストー（Lennox-Gastaut）症候群に移行した例を経験したことがあります．熱性けいれん以外の場合には，脳波や中枢神経系の画像検査（CTやMRI）による精密検査をしておくことをすすめています．てんかんの場合には難治性てんかんであれば発達の退行をしばしば認めますが，この年齢で発症するてんかん全体では良性のてんかん（たとえ服薬を必要としたとしても多くは小児期に断薬できて，発達の異常を伴わない）が多いと考えられています．

● **言語理解ができない，指示が通らない**

　視聴覚の問題や精神発達の問題，さらにはコミュニケーション障害としての自閉症スペクトラム障害の問題が考えられます．視聴覚の問題，特に聴覚の問題については，新生児の聴力スクリーニングを受けていれば心配ないと考えることが多かったのですが，最近になって新生児期のスクリーニングでは異常がないと判定されたにもかかわらず，のちに難聴と診断される例があることが明らかになってきました．遅発性難聴とよばれるものですが，周産期に仮死や黄疸などのトラブルがあった場合には，新生児聴覚スクリーニングで異常がなくても，疑わしい場合には再度ABRなどの聴力検査をすすめています．

　精神発達の遅れの場合には運動発達の遅れを合併していることも多いのですが，まず聴力に異常がないことを確認する必要があります．コミュニケーションの障害を考えるときに，この年齢では先ほどもお話したように，言語よりも非言

語的コミュニケーション，すなわち目を見合わせる，あやせば泣きやむ，一緒に遊ぶと笑顔がでるなどの評価が重要になります．これらに問題があり，聴力に異常がない場合には，自閉症スペクトラム障害を疑う根拠のひとつになりますので，診断をするだけではなく，対応や療育を検討することになります．

● 視聴覚障害が疑われる

　視力ではまず「両目の視線が合うか」が重要であり，斜視はみてわかる場合には精密検査の対象となります．「第5章　10か月〜1歳頃の健診」でもお話したように，両目の視線が合わない場合は，視線の合わない患眼の視力が低下することがあります．弱視は物をみるときに目を近づけるなどの症状から疑うことができますが，言語面の発達が十分ではない場合には診断できないこともあります．テレビに近寄ってみるという症状は異常を発見するきっかけにはなりますが，これは視聴覚以外の原因でも起こりえます．何か変だなと思ったらスポット・ビジョン・スクリーナーを使ってのチェックも可能であればしておきたいです．

　眼瞼下垂も軽度のものには遭遇することがありますが，瞳孔の半分以上にかかっての下垂でなければ視力障害は起きにくいと考えられています．しかし，日内変動を認める場合には，重症筋無力症（myasthenia gravis）の初発症状の場合もあります．

　難聴は言語発達の遅れを伴うことから発見されることが多く，この健診での聞こえの確認が必要です（巻末の「参考文献」に掲載の「日本耳鼻咽喉科学会の手引き」を参照）．片側の難聴は言葉の発達の遅れを伴わないことから，この年齢ではまれにしかみつかりません．繰り返す中耳炎，難聴の家族歴は聴力障害の危険因子なので，ABRなどでの確認をすすめています．

● 原因不明の外傷，熱傷，身の回りの不潔さ

　児童虐待にかかわる症状です．この年齢では子どもが言語的に状況を説明することができないので，質問すると保護者が一方的に話をすることになります．疑わしいと思ったときには時間をおいて，もう一度質問を繰り返してみることです．その場で考えた"嘘"は再現困難だからです．ころころと説明が変わるという場合には児童虐待を疑うきっかけになります．そのほかの年齢同様，虐待を疑ったときには自治体の児童虐待担当部門や児童相談所に通報することは同じです．児童虐待については「第11章　児童虐待をめぐる問題」も参照してください．

●診察手順の1例

　まず，多くの場合は保護者に連れられて歩いて入ってきます．このときに歩き方を前述のように観察します．また，おむつだけにしておいたほうが（できれば裸のほうが望ましいのは当然ですが，集団の場では排尿などの問題から難しいかもしれません），経験上は骨盤の揺れや膝の使い方の観察がしやすくなります．保護者と一緒にいるときの様子も観察の対象です．保護者が落ち着いているのか不安そうなのか，子どもに対応する前にこれら親子の全体的な状況の観察をしています．さて診察です．

❶ 保護者に子どもを抱いて椅子に座ってもらい，胸部の聴診を行い，頭頸部そして胸腹部の観察も行います．まだ1人で椅子に座らせることは危険です．心雑音のみられる場合，私は機能性心雑音かと思っても，それまでに調べられていない場合には心臓超音波検査をすすめています．それによって心房中隔欠損や動脈管開存が発見されたこともあります．

❷ 腹部については背臥位で触診することが望ましく，肝臓，脾臓などの触診，そのほかの腹部所見についてみておきます．最後に背臥位でおむつをはずして外陰部や下背部などの観察を行います．停留精巣や鼠径ヘルニアなどを見落とさないように気をつけます．女児のNuck管水腫がみつかることもあります．男児の包茎は，まだこれまでの健診と同じです．無理な包皮の用手剝離は禁物です．

❸ 皮膚についても湿疹やアトピー性皮膚炎をはじめとして，血管腫，白斑（脱色素斑），カフェオレ斑，大田母斑などもチェックします．特に白斑やカフェオレ斑があるときには結節性硬化症や神経線維腫症の可能性も考えておきましょう．

❹ 診察は保護者に説明をしながら，保護者の様子も観察しながら進め，診察の最後に保護者に結果を告げるときには，これまでの健診と同様に支援的な言葉を添えておくことが重要です．時間的に余裕のある個別健診では，子どもに対する語りかけをしてみたり，「バイバイ」や「こんにちは」などの動作に対する模倣や反応もみたりします．視線が合うかどうかや声をだすかどうか，人に対する興味や新しいおもちゃ（健診の場に用意しておく，家にはないおもちゃ．たとえば，ちょっと変わった車など）への興味なども観察します．大体5分くらいでこれらは観察が可能ですし，それによって知的障害や自閉症を疑いはじめたりすることも可能です．

厚生労働省のおすすめとしては，医師の診察において精神的発達の障害，運動機能の異常，神経系・感覚器の異常，血液疾患，皮膚疾患，循環器疾患，呼吸器疾患，消化器疾患，泌尿生殖器疾患，先天異常などについてチェックするようにすすめられていますので，みられるものはみておくということだと思います．必須のチェックについては「診察手順の1例」や「見落としたくない症状」などにまとめてあります．

●歯科健診

　1歳6か月頃では平均15本の生歯があり，第1乳臼歯の萌出もみられます．う歯の保有率は最初にも述べたように約10%ですが，歯面のざらつきなど将来のう歯のリスクがある子どもはそれよりも多くみられます．程度や種類の差はあれ毎日歯磨きができている子どもは全体の半数を超えていますが，磨き方については不十分であることが多いので，健診に併せて「染めだし（あらかじめ色素を歯に塗布して磨き，磨き残しやすいところに色素が残るもの）」などを行って磨き方を確認しておくことも意味があります．この時期まで長時間おしゃぶりを使っていたり，指しゃぶりが続いていたりする場合には，歯や口腔の変形が起きてくる（前突）ことがあります．これによって口腔内の唾液の流れが円滑でなくなりますので，う蝕が発生するリスクが高くなります．

　後述の3歳児健診におけるう歯の保有率（全国的には30％台）を減らすためには，この時期の対応が欠かせません．食事について多くの訴えがみられる時期ですので，歯の問題をこれらと組み合わせて生活習慣そのものを具体的に見直すように指導することも，歯磨き習慣の定着と併せて重要です．フッ化物塗布を健診と組み合わせることも可能であり，実施している市区町村もあります．巻末の「参考文献」の『親と子の健やかな育ちに寄り添う　乳幼児の口と歯の健診ガイド第2版』も参考にしてください．

●言語発達をめぐる問題

　コミュニケーションの発達という点からみると，1歳6か月はそれまでの表情や動作を中心とした非言語的コミュニケーション中心から，言葉を理解する，単語を言うなど言語的なコミュニケーションが表面にでてくる時期ですから，言語

面での発達が精神発達面での評価のうえでも重要な因子のひとつとなっています．一般的には意味のある自発語が 5 語以上あれば問題なしとしている市区町村が多いようですが，場所によって 3〜10 語と開きがあります．有意語の解釈には主観や思い込みが入る可能性があり，一定の数でラインを決めることは難しいのですが，少なくとも 3 語は自発語を確認したほうがよいと思います．

　私たちが調査した結果を図 5 に示します（2004 年度調査，n＝1,329）．男児では約 80％，女児では約 93％ で 5 語以上の自発語がみられました．実際にどのような自発語がみられるかについて調査したところ（2001 年），図 5（左）のような順序で男女差はみられませんでした．ロシアなど海外の報告でも，ほぼ同じような内容の単語が出現しているとのことです．最近では「アンパンマン」が上位にランクインしているという話も聞きました．これらの単語がしばしば聞かれるわけですが，実際には，5 語以上話す子どもの約 10％ はこの 1〜10 のどの単語も話さず，それ以外の単語を話していました．

　注意すべきは無発語で，3 歳児健診までフォローアップしていくと約 50％ では自発語がでてきますが，残りは発達の遅れが明らかになってくることが多いようです．このなかには後日，難聴が判明した場合も含まれています．また，1〜4 語の場合にも 3 歳時点での確認では 70〜80％ は単語が順調に増加していますが，残りは何らかの発達の問題を抱えています．ですから，もし言語能力を獲得させる目的で，早期診断，早期介入をしようと考えるのであれば，「様子をみる」

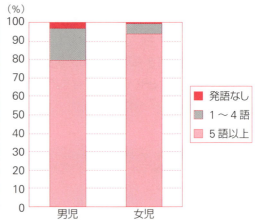

図 5　頻出語と発語状況

のではなく，早期診断・早期介入への積極的な対策が必要です．

一方，5語以上ならば大丈夫かというと，1歳6か月の時点で5語以上話していたにもかかわらず，3歳時点で発達の遅れを認める子どもも存在し，ここには少し定型的ではない自閉症スペクトラム障害や折れ線型の自閉症スペクトラム障害（1歳～1歳6か月には発語があっても2歳にかけて消えてくる）も含まれます．一般的に言葉が遅れている場合に考えるのは，以下の4つです．

- 知的障害
- 難聴
- 自閉症スペクトラム障害
- 表出性言語遅滞（DSM-5ではなくなりましたが，便宜上掲げます）

知的障害では言葉の理解や表出にも遅れがみられますし，難聴でも同様に遅れがみられますが，難聴の場合には動作模倣や視覚情報への反応がよいこと，表情の理解などもできることなど視覚情報に対応できることが異なります．診断には，これまでにもお話したように聴力検査が必要です．以上の2つがこれまでは言葉の遅れの代表でしたが，ここに自閉症スペクトラム障害が加わり，また言葉の理解は可能であっても表出がうまくできない表出性言語遅滞が加わってきました．

これまでは言葉の遅れがあれば，聴力に異常がない場合には知的障害と考えられてきましたし，言葉の遅れを伴う自閉症も，言葉の遅れ＝知的障害，知的障害＝治らない，言葉の遅れを伴う自閉症＝治らない，と信じられてきました．すなわち，早期診断しても手がないと考えれば早期絶望になってしまいます．知的障害であれば，自閉症スペクトラム障害の診断があってもなくても基本的には治らないと考えられていましたので，療育は"能力の向上"ではなく"生活習慣の獲得"が中心になり，知的障害児の通所施設での「小集団」での療育が中心でした．最近では法改正により児童発達支援施設が各地に誕生していますが，後述の自閉症スペクトラム障害への個別療育ができるところは，ほとんどありません．また知的障害の多くは治らないと考えられてきましたが，今後は全ゲノム検査による遺伝子診断などからの早期介入によって改善する場合もみられてくると思われます．

難聴であればまず補聴器を使うことがすすめられ，最近では人工内耳の手術も

選択肢に入ってきました．補聴器で対応できないレベルの高度難聴に対する人工内耳の手術は医療機関によっては乳児期から行っています．また難聴の簡単なスクリーニングは携帯電話を使うことです．いまや多くの家庭には2台以上の携帯電話やスマートフォンがあります．子どもに1台をもたせて耳に当て，みえないところからもう1台の電話からささやき声で名前を呼んで返事ができれば聴こえていることがわかります．

　表出性言語遅滞は，DSM-5ではその診断名がなくなりましたが，病態としては臨床上しばしばみられるので少し解説します．基本的には言語の理解（受容）はできているにもかかわらず，有意言語の表出がみられないか，みられても乏しい場合です．この場合には，言語的なトレーニングのほかに動作性のコミュニケーションスキルを高めるなどの介入方法がありますし，幼児期後半になってから高機能自閉症（後述）と診断されることもよくあります．この年齢では言語の受容と表出の状況を正確に判断することが難しいので，もし表出性言語遅滞だと診断されるとしても，実際には3歳以降が多いと考えられます．

　自閉症スペクトラム障害は，従来の広汎性発達障害（pervasive developmental disorder：PDD）から変化してきた自閉症グループ全体を指す表現で，詳細については次項でお話します．最近では言葉の遅れを伴う自閉症スペクトラム障害に対しても早期診断や早期からの集中的な療育を行うことによって，言葉の発達を含めためざましい進歩をみせる子どもたちがいることも明らかになってきました．これまでは1歳6か月児健診は自閉症スペクトラム障害の発見の場としては位置づけられてはいませんでしたが，最近では早期療育が少しずつ知られるようになってきたこともあり，1歳6か月児健診でも先にお話したように問診票の問診内容を変更して早期発見を考えている自治体も増えてきました．しかし，まだきちんと対応できている自治体は少なく，早期診断＝早期絶望の可能性も高いと考えられます．

●自閉症スペクトラム障害をめぐって

　自閉症スペクトラム障害を含めた一群の障害のグループは，発達障害者支援法では発達障害のなかに位置づけられます．発達障害全体については「第8章　5歳頃の健診」でもお話します．このグループは，従来は広汎性発達障害とよばれ，古典的な自閉症を含めた一群の障害のグループの名前として扱われてきました．

WHOによるICD-10では現在でも広汎性発達障害ですが，アメリカ精神医学会によるDSM-5では自閉症スペクトラム障害と変更されました．これは自閉症スペクトラム障害が症状の面からも知的レベルの面からも連続性（スペクトラム）を有することによります．自閉症スペクトラム障害の基本的な症状としては"社会性""コミュニケーション""想像力"の障害があると考えられており，これがいわゆる"自閉症の3つ組"とされてきましたが，DSM-5では社会的対応，コミュニケーションの障害などおもに対人関係の障害と，感覚過敏などを加えたこだわりが診断基準にあげられています．ただし，DSM-5の診断基準についてはまだ自閉症スペクトラム障害の診断や取り扱いについてさまざまな意見があることや，新たに設けられた社会的コミュニケーション障害（social communication disorder）との異同の議論もありますし，DSM-IVでのアスペルガー（Asperger）障害の診断名が消えたこともアメリカでは福祉サービス利用の点で課題になっています．

　従来は自閉症スペクトラム障害では知的障害を伴うことが多いと考えられてきましたが，これはカナー（Kanner）型の自閉症であり，最近20年間に知的障害を伴わない高機能自閉症（high functioning autism spectrum disorder：HF-ASD）が多いこともわかってきました．また，自閉症スペクトラム障害全体では男子に3～5倍多いことが知られています．自閉症スペクトラム障害は決してまれな障害ではありません．カナー型の自閉症スペクトラム障害は30年前には数千人に1人の頻度といわれていましたが，現在では300～400人に1人の頻度といわれています．自閉症スペクトラム障害全体では人口の2％以上を占めるという報告もあります．なぜ増えているのか，これはわが国だけではなく国際的な傾向のようですが，原因はわかっていません．今ではありふれた障害と考えられるようになっているので，乳幼児健診を行っていても日常的に遭遇すると考えるべきです．

　知的障害を伴わない群は，従来ではアスペルガー障害とよばれることが多かったのですが，最近では高機能自閉症とよばれることが多くなってきました．高機能とは知的障害を伴わない，知的障害が明らかではないという意味です．知的障害を伴っていなくても，自閉症スペクトラム障害の特性としてのコミュニケーション能力の問題などは抱えているので適切な支援が必要ですし，支援が得られなければ，早ければ幼児期から対人関係の問題を抱えるだけではなく，思春期以降に不登校やうつ病，パニック障害などの2次障害を引き起こすこともあります．

カナー型の自閉症スペクトラム障害の診断はあくまで症状に基づいて行われますが，DSM-5の診断基準に当てはめて診断することは5歳以降でなければ困難なことが多いと思います．ですから，それ以前の幼児期にはおもに言語発達の遅れや非言語的なコミュニケーションの遅れから疑われます．言語発達の遅れがある場合には自閉症スペクトラム障害だけではなく，先ほど述べたように知的障害や難聴，表出性言語遅滞などの鑑別も必要になります．自閉症スペクトラム障害の場合には言葉の遅れという問題以外にも常同行動，反復性行動(ピョンピョン飛び跳ねる，手を打ち鳴らすなど，周囲からは目的のわからない行動の繰り返し)やクレーン現象(言語で要求ができないので，保護者の手などをとって欲しいもののところへ連れて行く)がみられるほか，視線が合いにくい，表情や身振りが理解できない，表情の変化が乏しい，物へのこだわりがあるが人には興味を示さない，指さしをしない，模倣動作がみられないなどの症状から，これらを総合的にみれば，多くの例ではこの年齢でも診断は可能であると考えています．しかし，このタイプの自閉症スペクトラム障害の約20％は1歳6か月以降に発達退行を示して発症する(折れ線型自閉症，regression autism)と考えられており，この群については1歳6か月児健診では診断ができるとは限りません．

　アメリカ小児科学会ではM-CHAT(modified checklist for autism in toddlers)を幼児期の健診でも行ってみることをすすめていますが，わが国では一部の地域を除いて使われていません．アメリカやカナダでは，多くの地域でスクリーニングされた子どもの詳細な評価やその評価に基づく個別の療育のシステムが整備されつつあります．しかし，わが国ではM-CHATによって評価はしたとしても，その後の対応がシステムとして整備されていないので，その後の個別の評価や個別の療育プログラムにはなかなか結びつきません．M-CHATは日本語版が国立精神・神経医療研究センターから公開されており(URLは巻末の「参考文献」を参照)，発達，動作，模倣，興味などを含む23項目の質問で構成されています．3項目以上の不通過で疑うことになっています(10項目の短縮版の妥当性も報告されています)．M-CHATではカナー型の自閉症だけではなく，高機能自閉症もチェックしてしまうことがよくあります．カナー型の自閉症の一部には何とか療育的対応ができたとしても，高機能自閉症ではこの時点では言葉の問題が明らかでなければ，まだ生活や行動面での困難さがわからないことが多いので，チェックはされたけれども何も対応ができない，ただ経過をみるしかないという事態も考えられます．疑いを告げられたり，あるいはそれさえも告げら

れずに経過だけをみられたりすることになるのは保護者にとっても快いことではありません．ですので，もしM-CHATが陽性でも言語発達の遅れがなく，その時点での日常生活の困り事がない場合には大人や子どもとのかかわりを増やすこと(具体的にはお手伝いが理解できればそれを増やす，指示したことができたらほめるなど)をすすめています．

なおM-CHATについてはこれまでは有用であるという報告が多かったのですが，最近ではM-CHATで見逃された自閉症スペクトラム障害，誤って診断された場合などについての報告もでてきています(巻末の「参考文献」を参照)．M-CHATはあくまでスクリーニング検査ですので，使うとすればスクリーニングとしての限界を知ったうえで使うことをすすめています．

言語発達の遅れがあり，カナー型の自閉症スペクトラム障害と診断された場合には，先にもお話したようにわが国では知的障害と考えられてきたために，療育を受けずに経過を観察される時代が続いていました．しかし最近では，TEACCH(treatment and education of autistic and related communication handicapped children)や応用行動分析(applied behavior analysis：ABA)など自閉症の療育も大きく進歩してきました．これらについては「第7章 3歳児健診」で説明しています．TEACCHは，私の尊敬する佐々木正美先生(2017年に逝去されました)がわが国に導入され，療育や環境設定の面でわが国の自閉症療育に大きな変化をもたらしました．また最近では，個々の子どもたちの状況に応じた個別プログラムを作成してABAによる療育を行い，言葉を獲得し，発達においても大きな変化を示す場合があることがわかってきており，そうした子どもたちが増えてきています．ABAには方法論としてさまざまな種類がありますが，現在は国際的にみても介入の代表と考えてよいと思います．ただABAと謳っていてもわが国では内容にバラつきがありますので，見極めが必要かもしれません．そのコツはどのようなスーパーバイザーが指導しているのかを聞いてみて信頼できそうかどうかを考えてみてください．2018年時点では公的，半公的な児童発達支援施設で適切にABAが実施できているところはほとんどありません．多くの児童発達支援施設では「個々の発達評価」はしていますが，それに基づいた「個別のプログラムの作成と実施」には至っていない状況だと考えられます．

個別の対応は，開始の時期にもよりますが，可能であれば3歳前から適切な療育を行うことによって，カナー型の自閉症スペクトラム障害の子どもたちも，

筆者の経験では言語を獲得することが多くなりました．幼児期にカナー型の自閉症スペクトラム障害という診断がついたからといってあきらめることはありません．というよりも，それを疑ったのに放置する，ただ自閉傾向として経過観察することは，その子どもが伸びていく可能性を摘み取ってしまうとすら考えています．発達の遅れがあることが明らかになった場合，多くの保護者は何とかならないかと一生懸命であり，場合によっては医師や保健師よりも先にTEACCHやABAの情報を得ていることもあります．これらについては「第7章 3歳児健診」で改めて述べますが，1歳6か月児健診では，言語発達の遅れがみられた場合には放置しないで，適切な対応を模索することが必要です．詳しくは，巻末の「参考文献」を参照してください．

●熱性けいれんをめぐって

　熱性けいれんは，乳幼児期に起こる通常38℃以上の発熱に伴うけいれん発作で，脳炎，髄膜炎などの中枢神経系の感染症や，てんかん，中枢神経系の奇形など明らかな原因のないものと定義されています．私が以前に東京で行った調査では，3歳の時点で約8％の子どもに既往が認められました．約50％が2回以上の熱性けいれんを経験し，3回以上のけいれんは全体の20％でした．初発は生後8か月～3歳までに分布し，もっとも多い時期は1歳6か月前後であり，2歳以降は少なくなります．その当時の調査では追跡期間も短く，熱性けいれんからてんかんへの移行はみられませんでしたが，諸報告では1％程度がてんかんに移行するとされています．熱性けいれんについては東京女子医科大学で多くの研究をされた故 福山幸夫先生たちが要注意の因子をあげておられ，再発については1歳未満の発症と両親または片親の熱性けいれんの既往歴が危険因子であると示されています．また，てんかんへの移行については，熱性けいれん発症前の発達の遅れや神経学的な異常，非対称性または部分性の発作，15～20分と長く続く発作，24時間以内に繰り返し起こる，両親やきょうだいにてんかんの家族歴がある，などが危険因子としてあげられています．

　多くの熱性けいれんは5分以内に自然に治まり，発達などへの影響もありません．しかし，けいれん発作そのものが保護者に与える印象が非常に強いため，保護者は恐怖感を抱きがちになります．私は単純型以外の発作では，発達や神経学的な所見に異常がなくても脳波を検査するようにすすめています．熱性けいれ

んを繰り返している子どもがインフルエンザ脳炎を起こし，けいれんがあったにもかかわらず，熱性けいれんとして経過観察され，対応が遅れて重症化した経験もありますので，けいれん発作が3分以内に止まらない，呼吸がうまくできないなどの場合には，救急受診の適応ですと保護者にはお話しています．先にもふれましたが予防投薬などについては巻末の「参考文献」の『熱性けいれん診療ガイドライン2015』を参照してください．

●アレルギー健診

　この時期にアレルギー健診を実施している自治体もあります．対象となるのは，じんましんやアトピー性皮膚炎など皮膚の問題と気管支喘息，さらに食物アレルギーの問題などです．小児アレルギーの専門医が乳幼児健診の場で対応することはまずないと考えられます．多くはアレルギー疾患の有無等を問診などで聴取し，必要な場合は診察時に医師が対応することになると思われます．

　現在の考え方の基本はこれまでにもお話してきたように，新生児期から皮膚の保湿をすることでアトピー性皮膚炎の発生を防ぐ，アトピー性皮膚炎があればきちんと治療する，アレルギーをおそれて食物摂取の開始時期を遅らせることは逆効果になりかねないことなどが「新しい常識」になりつつあります（巻末の「参考文献」を参照）．

　食物アレルギーの有病率は乳児で10％，3歳児で5％と考えられていますから（巻末の「参考文献」を参照），1歳6か月頃はちょうどその中間かもしれません．食物アレルギーでは急性の反応としてのじんましんやアナフィラキシー（顔面蒼白，呼吸循環機能への影響），遅延型の反応としてのアトピー性皮膚炎が問題となります．食物アレルギーの正確な診断は該当する食物を食べさせて反応をみることで，それができるような医療機関も増えています．まれですがアナフィラキシー症状が起こる可能性を考えて入院して行うことがすすめられます．

　アトピー性皮膚炎については「第3章　1か月頃の健診」でも述べましたが，特に顔面の皮膚炎については保護者のステロイドに対する抵抗があっても放置することはすすめられません．

　アドレナリン注射薬（エピペン®）も体重15kg以上になれば使用可能ですので，多くの人がその技術を学んでおくことや，救急対応ができる医療機関を地域で確保することが先決であり，そのうえでのアレルギー健診になるのではないかと考

えています．アレルギーという言葉に過剰に反応する保護者も少なくないので，丁寧に説明することが求められています．

●1歳6か月児健診でよくある訴えと対応

◉ かんが強い，泣きわめく，いやいや期

　1歳を過ぎてくると，子どもは保護者をてこずらせるような態度をしばしばみせるようになります．程度の差はあれ，どの子どもにもみられるものですが，保護者によっては我慢ができず，後述の扱いにくさにつながっている場合もあります．自分の意思がはっきりとでてきたということは順調に発育していることの裏返しでもあるので，子どもを押さえつけて従わせればよい，というものではないことを説明しています．叱るのではなく，ほめることを心がける対応が，困る状況を減らすことにつながりますし，泣きわめいたりして困ったときには散歩などで外にでて母子ともに気分転換を図ることも大切です．

　1歳6か月を過ぎるといやいや期が始まる子どもたちもいます．意志が主張できるようになると子どもは行動の主導権を取りたがるようになります．そこに行動を指示（命令）されるといやいやがでて，ひいては指示がでるたびにいやいやするようにすらなります．まだ自分と周囲の主導権の折り合いをつけることは難しい年齢です．指示していやいやをされたときに，いちばんうまくいかなくなるのは保護者や周囲が感情的に言葉をかけてやらせようとすることです．指示が理解できていれば，放っておいたほうが子どもが実行することは多いので，安全にかかわるとき以外には「いやいや」に「イライラ」で返さないことです．

　子どもがいうことを聞かない，子どもといるとキレそうになるなどの問題は，特に食事のときに多くでてきます．遊び食べについては後述しますが，扱いにくさは発達の遅れなど子どもに要因があっても社会経済的困難や母親の精神疾患など周辺要因があっても増強し，虐待の危険因子ともなりえます．健診の場で「扱いにくい」という表現が保護者の口からでた場合には，それまでに感情的に子どもに対応してうまくいかず，精神的に疲れきっていることもよくありますので，時間をかけて受容的に話を聞いておくことが基本だと考えています．ゆっくりと話を聞くだけで解決してしまうこともあります．

🔴 歯磨きを嫌がる

　特に就寝前に歯磨きを行おうとすると，子どもは眠くなってぐずるし，母親もイライラします．夕食を食べたら，眠くなる前の時間に遊びながら磨くというように助言しています．それでも嫌がる場合には，親子で一緒に磨く，磨いたあとにごほうびで遊ぶ（食べ物はダメです）などを試みます．押さえつけて無理やり磨いていても，最初は何とかなっても，だんだんうまくいかなくなります．なおこの年齢で歯が自然に抜けることはまずありませんので，自然脱落がみられた場合には低ホスファターゼ症を疑うきっかけになります．また事故や転倒などで歯が抜けた場合にはそこに歯を戻すのではなく，歯の間隔を保つ保隙装置を使って永久歯に備えます．

🔴 遊び食べをする，手づかみで食べる

　遊び食べはいわば子どもの仕事です．よほどお腹が空いていない限り，食事に集中して短時間にさっさと食べるなどということはこの年齢ではありません．この主訴については，むしろ母親のほうにゆとりがなく，食事を急ぐ，精神的にイライラしているなどの問題があることが多いので，健診の場で「遊び食べは子どもにとっては当たり前ですよ」と母親にいっても効果はありません．運動するなどしてお腹がすいている状況で食事の時間にすることが基本です．

　手づかみで食べるという訴えもよくあります．この時期の子どもたちにとって，手の触覚で感じながら口に入れ，味覚を確認することは必要なことです．手づかみで食べることをやめさせようとして無理やりスプーンなどの道具を使うことは，触覚や味覚の発達のうえからもすすめられません．手づかみはスプーンなど道具の使用が上手になってくれば止まってくることが多いですから，イライラしないで時期を待つことがコツです．

　また，この時期には食べ物の種類が増えてきます．新しい食べ物には大人でもしばしばそうですが，特にこの時期には新奇性恐怖が強く，強制すると食べず嫌いになることもあるので，にこやかに食べてみせることも必要です．相模女子大学の堤ちはる先生に教えていただいたことですが，弾力性が強いもの（かまぼこ，こんにゃく），誤嚥しやすいもの（こんにゃくゼリー，餅など）は食べさせない．食べにくい食材は，皮が口に残るもの（トマト，豆），唾液を吸うもの（パン，ゆで卵），噛みつぶせないで残るもの（薄切り肉），口の中でまとまりにくいもの（挽肉，ブロッコリーなど．とろみをつければよい）などだということです．保護者

と話すときにも参考になります．

● カンファレンス

　健診後のカンファレンスでは，健診で観察した子どもの状況を中心として話し合うことになりますが，生活習慣や1日の生活が規則的でない家庭も少なくなく，それらが発達にも影響を与えている場合もあります．問診や診察の場だけではなく，健診にかかわるすべての職員が生活習慣の確立の重要性を認識する必要があります．その面でも保育士の参加は役に立ちます．保育士の参加場面は健診の途中でもかまいませんが，何といっても健診の始まる前に待っているとき，身体計測で衣服の着脱をする状況です．観察も声かけもしやすいですし，保護者も声をかけやすいです．

　言葉の遅れを含む発達の問題では，子どもの様子の観察や家庭での状況の聞き取りなどにそれなりに時間がかかります．診察だけではすべてをみることは不可能ですので，健診のさまざまな場所での子どもや保護者の状況をカンファレンスの場で話し合って共通認識をもつことが大切です．そうしなければ，その後のフォローアップの計画を立てたり専門機関につなげる手段を考えたりすることにはつながりません．

第 7 章　3 歳児健診

　母子保健法第 12 条に定められている法定健診であり，平成 9 年度からは全国の自治体が主体となって実施されています（それ以前は都道府県が中心となって実施していました）．昭和 51 年頃から尿検査が，平成 4 年度からは視聴覚健診も導入され，実施する内容が多くなっています．

　1 歳 6 か月では発達の質的変化がみられましたが，3 歳では発達に社会的な変化がみられます．

- 子ども同士やその子の親など家族以外の人間とかかわることができるようになってくる
- 言葉を使ってコミュニケーションを図ることが上手になる
- してはいけないこと，ほめられることが理解できるようになる
- 自我の意識がでてくるので，自分と他人を区別するようになり，所有の意識がでてくる
- 欲しいおもちゃや外出したいなど社会的欲求がでてくる
- 好き嫌いがはっきりし，それを主張するようになる

　この頃になると，子ども同士や母親の友人なども含めて知らない人など家族以外の人間とかかわることができるようになり，実際に接触する人も増え，言語的，非言語的コミュニケーションをとったり，一緒にいることもできるようになったりして，子どもが接する世界が広がってきます．また，あいさつもできるようになってきますし，会話的な応答をするなど言葉を使ったコミュニケーションを図ることも上手になってきます．3 歳になれば幼稚園や保育所などの集団の場に参加している子どもたちも増えてきます．それに伴って家庭では問題がなかったのに，集団の場でうまくいかないなどの問題がでてくることもあります．してはいけないことはわかってきますが，だからしないというわけではなく保護者との主導権の取り合いも活発になってきます．まだいやいや期をひきずっていることも

あります．

　一般的に3歳児の健診では，その後の幼稚園などの集団に参加する（保育所に通っている子どもはすでに参加していますが）準備ができているかどうかを，健康面や生活面の自立（食事，排泄，衣服の着脱，多少親から離れても泣かないかなど）や，仲間関係を形成する準備ができているか（言語的・非言語的コミュニケーションの発達，友だちへの興味，ごっこ遊びの開始など），指示を理解し実行できるか，自我の形成が始まっているかなどを，総合的に判断するものとして位置づけられます．

　3歳児健診は満3歳～4歳未満までの時期に行うように定められています．したがって，約1年の期間があるので実施の時期は自治体によってさまざまです．3歳1か月で実施しているところと3歳6か月周辺で行っているところに分かれます．早期発見・早期対応という面からすれば早いほうがよいと考えられがちですが，3歳児健診では視聴覚健診があり，そこでは言葉を使って指示をしたり反応をみたりするため，（難聴を少しでも早くみつけるということ以外では）3歳代でも遅い時期に行ったほうが言語の理解が進んでいるので，結果として精密検査に回す子どもが減り判定が容易になります．

●3歳児のイメージ

　身長は概ね90cmを超え，生歯は20本（乳歯がすべて生えている）になっています．運動面では，走る，跳ぶなどの粗大運動は可能となっていることが多いですが，片足立ち，ケンケンなどの平衡機能のかかわる運動はまだできないことが多いようです．粗大運動は3歳で著しく発達し，スピードもでてきます．たとえば，両足でのジャンプ（図1）も3歳6か月を超えると3分の2以上の子どもが可能になります．図2のように，片足立ちが可能な子どももでてきます．

　微細運動の面ではクレヨンをもつ（親指，人さし指に続いて中指も分離してきます）ことや，スプーンを上手に使うこともできるようになってきます．箸の使用はまだ難しいことが多いようです．図3のように，3歳0か月ではまだ3点持ちではなく，親指と人さし指にスプーンを挟んでもつことが多いようです．

　また，図4に示したように，はさみを使ってまっすぐに切ることができる子どももでてきます（曲線はまだ無理です）．

　排泄については，定型発達児の多くは，昼間の排便・排尿のコントロールは可

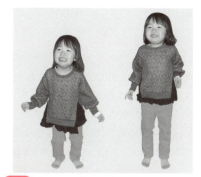

図1 両足でジャンプができる子もいる

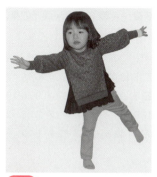

図2 片足立ちする子もいる

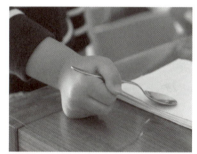

図3 スプーンはこう持つことが多い

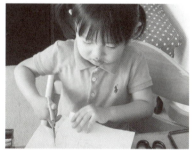

図4 はさみを使って切る

能になり,パンツやトレーニングパンツを使用しています.言語面では質問に対して年齢(時に指を使う),名前をいうことができ,約90%の子どもで簡単な2語文(助詞の入った2語文:「ママきた」ではなく「ママがきた」)が可能になっています.集団生活を始めている場合には,友だちもでき始めています.

肥満についても一定の割合で発見されますが,特に低出生体重児のこの時期の肥満ではadiposity reboundを考える必要があり,これについてはあとでふれます.

●3歳児の身体測定値

平成22年乳幼児身体発育値から目安となるパーセンタイル値を表1に示します.

表1　3歳～3歳6か月未満児の身体発育値

男児							パーセンタイル	女児						
3	10	25	50	75	90	97		3	10	25	50	75	90	97
11.72	12.35	13.07	13.99	15.04	16.15	17.43	体重(kg)	11.04	11.76	12.56	13.53	14.59	15.64	16.76
88.8	90.7	92.8	95.1	97.4	99.6	101.8	身長(cm)	87.7	89.6	91.5	93.8	96.2	98.4	100.6
47.0	47.9	48.7	49.7	50.7	51.6	52.5	頭囲(cm)	46.0	46.9	47.7	48.7	49.7	50.5	51.4
47.6	48.7	49.8	51.2	52.7	54.2	55.8	胸囲(cm)	46.0	47.2	48.4	49.8	51.4	52.9	54.5

（厚生労働省：平成22年乳幼児身体発育調査報告書より）

●健診で実施すること

　個別か集団かによっても異なりますが，問診，身体計測（身長：臥位または立位で0.1cm単位まで測定，体重：100g単位まで測定，胸囲：0.1cm単位まで測定，頭囲：0.1cm単位まで測定），内科診察，歯科診察は必須です．

　母子保健法施行規則では，以下のように内容が多岐にわたって定められています．

　第十二条の規定による満三歳を超え満四歳に達しない幼児に対する健康診査は，次の各号に掲げる項目について行うものとする．
- 身体発育状況
- 栄養状態
- 脊柱及び胸郭の疾病及び異常の有無
- 皮膚の疾病の有無
- 眼の疾病及び異常の有無
- 耳，鼻及び咽頭の疾病及び異常の有無
- 歯及び口腔の疾病及び異常の有無
- 四肢運動障害の有無
- 精神発達の状況
- 言語障害の有無
- 予防接種の実施状況
- 育児上問題となる事項
- その他の疾病及び異常の有無

（母子保健法施行規則より）

これだけでも相当の内容ですが，視聴覚健診については，眼科医や耳鼻科医が担当している市区町村も一部あるものの，問診票で判定したり，家庭での検査や状況で判断したりしている市区町村が多くなっています．また，全国的にはほとんどの市区町村で集団での健診を実施していますが，一部には医療機関で個別に行っているところもあります．その場合には，歯科健診についてはほかの医療機関を受診することになります．これまでの健診と同様に，保育士や家庭児童相談員（都道府県などにより若干呼び方が変わります）が参加して，健康上以外の子育ての問題についての相談にのるなどの内容を加えているところもあります．

● 問　診

問診票を事前に郵送するのか健診会場で記入してもらうのかについてですが，健診で実施する内容が多く所要時間もそれまでの健診よりも長くかかることを考えると，時間の節約も含め，事前に問診票を郵送するなどして，あらかじめ記入して来所してもらう方式が望ましいと考えられます．

問診票の内容例を図5に示します．

□ 家族形態，家族の構成，日中の保育者（保育所，幼稚園も含む）
□ 既往疾患（入院歴，アレルギー疾患，耳鼻科・眼科疾患，けいれん性疾患など）
□ 予防接種（種類や時期，海外で受けた接種，定期および定期外接種について）
□ 生活習慣（起床時刻，就寝時刻，昼寝の有無，スマートフォンやテレビなどの視聴，定期的な外出など）
□ 食事習慣（食事回数，食事内容，間食，甘味飲料の摂取，偏食など）
□ 運動発達（走る，跳ぶ，クレヨンなどを持つ，スプーンを上手に使うかなど）
□ 精神発達（名前，年齢が言えるか，2語文が話せるか，言葉使いや発音の異常はないか，色（赤，青，緑，黄色）の判別，大小の判別）
□ 社会性の発達（あいさつができるか，友だちと遊べるか，母親と離れていられるかなど）
□ 排泄の問題（オムツの有無，昼間の排泄，夜間の排泄など）
□ 歯磨きと歯科（歯磨き，口腔清掃習慣，フッ化物塗布，歯科受診歴など）
□ 視聴覚について（アンケートの結果と家庭での視聴覚検査の結果，困っていることなど）

図5　問診票の内容例

家族形態が変わっていたり，下に子どもが生まれたりしていることもあり，それらが育児ストレスにつながっていることもあります．既往疾患だけではなく，かぜをひきやすいかのような気になる健康問題も聞いておきます．生活習慣ではテレビやスマートフォンに日々接している子どもが増えていますので，その状況についても把握しておきましょう．食事習慣関連では間食，甘味飲料がう蝕との関連から聞いておく必要がありますし，偏食は保護者によって解釈が違うこともあります．運動発達関連ではスプーンを使えてもまだ握り持ちが多く，3点持ちはまれです．精神発達では言葉の発達（発語や理解）だけではなく，大小や色などの概念も聞いておきましょう．色は4色の自動車やボールのカードを準備しておくと聞きやすいです．社会性の発達に関しては，育児ストレスや発達障害の可能性を考えた場合には，「お手伝いをしてくれますか？」（個別の指示，集団の指示のそれぞれの場合で），「他人の会話や列にすぐに割り込みますか」（列や会話），「自分の行動の説明ができますか？」などの質問を加えることも考えてみてもよいかもしれません．しかし，「第8章　5歳頃の健診」に述べる発達障害全体に網を張ることよりも，言葉の遅れのあるカナー型の自閉症スペクトラム障害を見逃さないこと（5歳児健診がなければこれがラストチャンスです）と，理由はどうあれ，扱いにくさや育てにくさを感じている場合には，児童虐待までも視野に入れて，時間をかけてでもきちんと話を聞くことのほうが重要かもしれません．

　視聴覚に関するアンケートには，眼位や眼球の動きの異常，まぶしがるか，家族に聴力障害の人がいるか，中耳炎の既往があるか，聞こえが悪いと思うことがあるか，話し方や発音に問題がないか，言語理解に問題がないかなどの項目があげられます．概ね以上の内容について，事前の問診票および健診会場での問診によって確認することになります．詳しくは後出の視聴覚健診の項を参考にしてください．

●尿検査

　3歳児健診で尿検査が行われるようになってから尿路感染症をはじめとする多くの疾患が発見されるようになってきましたが，採尿や判定をめぐる問題もあります．一般的には試験紙で尿蛋白，尿潜血，地域により追加で尿糖を検査します．

　尿検査については，日本小児腎臓病学会から『小児の検尿マニュアル　学校検尿・3歳児検尿にかかわるすべての人のために』（巻末の「参考文献」を参照）が

発行され，3歳児健診での検尿の目的は先天性腎尿路異常（congenital anomalies of kidney and urinary tract：CAKUT）と定義されました．しかし，この時期に尿検査でCAKUTを発見することには限界があると思われますので，いずれは先天性股関節脱臼（発育性股関節形成不全）の見逃しをなくすために4か月児健診に超音波検査が導入され，併せて腹部の超音波検査でCAKUTの発見に資することができればと考えていますが，現時点ではまだ「夢」です．

尿蛋白は一般的には3%程度に認められます．学校検尿と同様に起立性の蛋白尿が多いのですが，蛋白尿陽性の場合は数%の割合で慢性腎炎が発見されます．慢性腎炎の場合には尿潜血も陽性であることが多く，両方が陽性の場合には基本的に精密検査（超音波検査，血液検査）の対象となります．蛋白尿のみの場合，たとえば「±」であっても，この時期には希釈尿であることが多く，陽性と判定することになります．

血尿は，尿潜血の検査では3%弱が陽性となります．多くは無症候性血尿あるいは家族性の血尿（両親のいずれか，または両方に血尿がある）ですが，なかには高カルシウム尿に伴う尿路結石や，尿路結石を伴う先天性代謝異常症の発見の契機となる場合もあります．蛋白尿を合併する場合は上記のとおりですが，血尿が再検査でも明らかな場合には，超音波検査，血液検査などをすすめています．

尿糖陽性は0.5%以下です．多くは腎性糖尿で血糖値には異常がありません．筆者には経験がありませんが，3歳児健診で尿糖陽性を契機に2型糖尿病が発見される可能性もあります．尿糖陽性の場合には尿の再検査を行うことよりも，医療機関において血糖を測定することが原則です．

●視聴覚健診

3歳児健診での視聴覚健診は，視力障害と聴力障害の発見が目的です．高度の視聴覚障害をこの時期に発見することは遅いと考えられますが，スクリーニングとして行うためには少なくとも視力は言語を用いたアプローチと理解力が必要であるため，3歳児健診でのスクリーニングとなっています．視覚については日本小児眼科学会の提言，特に問診や視力検査に加えてオートレフラクトメーターやフォトスクリーナーなどを用いた屈折検査や両眼視機能検査を併用することが望ましいことが記されています（筆者は3歳6か月の集団健診でオートレフラクトメーターを導入してみた経験がありますが90%以上の児で検査可能でした）．

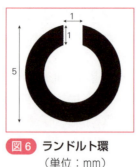

図6 ランドルト環
（単位：mm）

スポット・ビジョン・スクリーナーも使えます．聴覚については日本耳鼻咽喉科学会の3歳児健康診査の手引きを参照してください（いずれもURLは巻末の「参考文献」を参照）．

　3歳児健診の視力スクリーニングは，一般的には家庭での視力検査で行っています．練習用と判定用のランドルト環が印刷された用紙をあらかじめ配布しておきます（図6）．家庭ではまず大きな練習用のランドルト環を用い，最初は距離1mくらい，慣れたら2.5mくらいの距離で片目ずつ上下左右を答える練習をし，できるようになったら小さな検査用のランドルト環（距離5mで判断できれば1.0）で測定をします．十分に明るい部屋で行う必要があります．距離5mで視力を判定するのが原則ですが，実際に家庭でこの距離で行うことは難しいため距離2.5mで測定し（この場合は0.5となる），健診でそれで問題がないことを確認するほうが現実的です．スポット・ビジョン・スクリーナーを用いてのチェックも可能です．

　視力検査を正しく行うためには言語理解や表現の能力が十分に発達していることが欠かせないので，3歳1か月では約70％の子どもが検査可能ですが，3歳6か月になれば約90％で検査可能となります．健診での問診や事前のアンケートでは，視力のほかに問診の項で掲げた項目についてもチェックしておく必要があります．

　健診のなかでの眼の検査については，問診および家庭での練習の結果に基づいてのみ判定している（すなわち健診会場での再確認はしない）市区町村が多いのですが，大阪府の一部など，眼科医が健診に参加している地区もあります．視能訓練士や看護師が健診に参加し，オートレフラクトメーターによる屈折度・球面度の判定（遠視，近視，乱視の判定の補助，図7），視能訓練士による視力測定（2.5m

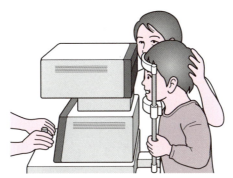

図7 オートレフラクトメーターによる屈折度・球面度の判定

で実施,図8),眼位,眼球運動の確認を行っている市区町村もあります.このような専門職種が参加しない健診であっても,問診の場で両眼視ができるかどうかの確認(向かい合って座り,お互いの両目がきちんと合うか)は最低限必要です.

3歳児健診の聴力検査では先天性の難聴を発見するには遅すぎますが,滲出性中耳炎,髄膜炎,外傷などに起因する後天性の難聴や片耳の難聴を発見することは可能です.小児用肺炎球菌ワクチン接種が定期接種になってから,急性中耳炎は減少しましたが,それでも急性中耳炎を繰り返す子どもには遭遇します.多くの市区町村では3歳児健診のあとは就学時まで健診の機会がないことが多く,難聴は言語発達の遅れや語彙の獲得の遅れにつながりやすいので,見逃さない努力が必要です.一般的には視力の場合と同様に,あらかじめ家庭でささやき声や指こすりによる検査を実施してから問診を行うことが望ましいとされています.ささやき声による検査ではさまざまな絵シートが用いられており,ささやき声で名前を教え,子どもの指さしで聴こえを確認します.指こすりの際には左右を含めて,実施する方角が子どもにわからないように行う必要があり,髪の毛にも触れないよう注意が必要です.実際には子どもの後ろから行うことをすすめています.詳しくは日本耳鼻咽喉科学会のホームページ(巻末の「参考文献」にURLを掲示)を参照してください.

問診の際には,子どもに質問した場合に「聞き返し」があるかどうかを確認することが言語理解とともに重要であり,聞き返しが繰り返しみられるときには,聴力だけではなく精神発達の遅れも考える必要があります.視力検査同様,問診票と問診時の状況で判断している市区町村が多いのですが,一部には耳鼻科医が参加して健診を実施しているところもありますし,さらには,ティンパノメトリー

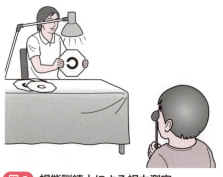

図8　視能訓練士による視力測定

による耳管機能検査や簡易聴力検査まで実施している市区町村もあります（筆者はこれらを3歳6か月児健診で行ったことがありますが，時間はかかりますが80%以上の子どもで可能でした．なお，冬は鼻が詰まっている子どもが多く，その場合にはティンパノメトリーは正確ではありません）．筆者が実施してみた感想としては，この時期に耳鼻科健診を行っても難聴の発見（片耳の場合も含めて0.5%以下）よりは，中耳炎や，季節にもよりますがアレルギー性鼻炎，花粉症（5〜8%）などが多く発見されました．

なお，家庭での難聴のスクリーニングは「第6章　1歳6か月頃の健診」でもふれたように，スマートフォンや携帯電話を使って名前などをささやき声でいい，子どもが耳に当てているもう1つの携帯電話で聞こえたかどうかを確認すれば中等度以上の難聴の有無は確認できます．言葉の遅れがないのでしばしば見落とされている片耳の難聴も，スマートフォン，携帯電話を耳に当てどちらの耳でも聞こえているかどうかを確認することで比較的容易に発見されます．

● 歯科健診

3歳児健診の歯科健診では，1歳6か月児健診よりも，う歯が多く発見されます．重症のう歯や，10本以上う歯を抱える子どもに遭遇することもあります．保護者が子どもの口の中に関心がないので何もしていなくて重症のう歯が多い場合には児童虐待，特にネグレクトの発見の手がかりとなることがあります．

健診では歯科医による診察が必須であり，そのほかに歯科衛生士などによるブラッシング指導を取り入れている市区町村もあります．わが国では欧米に比べて

う歯の保有率が高く（たとえば，フィンランドではこの年齢では15%程度），多くの市区町村では30%台です（もっとも高かった1980年代には60%台でした）．前歯部だけではなく咬合面のう歯もしばしばみられます．乳歯だからどうせ生え変わるということで治療をためらう保護者もしばしば見受けられますが，乳歯のう歯は感染の問題もあり，ほぼ100%永久歯のう歯につながるので，治療をすすめる必要があります．う歯の本数が多かったり，程度がひどかったりする場合（C型）では，背景に不規則な生活習慣（睡眠や食事の時間が一定していない，おやつを何度も食べるなど）がみられることが多く，保護者と一緒に生活習慣の見直しを考える必要があります．また，不正咬合など噛み合せの問題では，歯科的な矯正はまだ必要ないことが多いです．

しかし，何も異常がなくても，できれば定期的に歯科を受診し健診を受けることをすすめています．なお，健診で問題点を指摘された場合には歯科受診をしたかどうかの確認を後日しておくことも大切です．巻末の「参考文献」の『親と子の健やかな育ちに寄り添う 乳幼児の口と歯の健診ガイド第2版』も参照してください．

●診察手順の1例

❶ 子どもが母親に連れられて診察室に入ってきたら，これまでの健診と同様に，まず母子の様子を観察します．泣きわめいている場合を除くと抱っこされて入ってくることはまずありませんが，手をつないでいる様子や指示に従って行動できるかをみておくことも，精神発達や社会性の発達の確認に役立ちます．

❷ 子どもを椅子に1人で座らせ，まず目を合わせてみます．目が合ったら名前や年齢など言葉による質問を行い，理解しているかどうか，しっかりと応答できるかどうかをみます（家で練習してきている可能性もあるので，年齢から聞いてみると名前をいったりします．そんなときにはもう一度ゆっくりと聞いてみましょう）．眼球運動や眼位の明らかな異常はここでもわかります．診察中，指示に従っておとなしく座っていられるか，体を触られたり，聴診器を当てられたりしたときの反応なども観察項目です．泣いていてまったく診察にならない，言葉による指示に従うことができない場合には，場所慣れなども考慮しますが，コミュニケーションの問題を抱えているかもしれないと考えるきっかけになります．

❸次に，上半身を裸にして，皮膚所見や頭頸部に問題がないかをみてから，胸部の聴診を行います．このときに胸だけではなく背中も診て，側彎など脊椎の異常がないかも確認しておく必要があります．多数あるいは不自然な傷跡やあざなどがないか注意しておくことも，児童虐待の発見の点から重要です．

❹続いて，腹部所見を背臥位でみます．おむつをしている子どもが少なくありませんが，はずして外陰部の異常や包茎についても診察しておきます．包茎はこの時期には冠状溝まで包皮を反転できることもありますが，まだ反転できないことが多く，無理をして剥離する必要はありません．陰囊水腫，停留精巣などがないことも確認します（もしあれば，緊急性はありませんが手術適応です）．鼠径ヘルニアや女児のNuck管水腫がこの時期にみつかることもあります．臍のびらんは31頁を参照してください．

❺私は最後に立たせてジャンプをさせてみています．バランスよくできるか，よろめかないかなどの点に加えて，膝がうまく使えているか，着地の際に両足とも足底がうまくついているかの確認もしています．うまくいかない場合には，筋力の問題だけではなく，協調運動の問題，神経系の異常や全体的な運動発達の遅れの反映の可能性もあります（3歳1か月では上手にできない子どもも多いです）．

❻集団健診では，子どもと向き合って言葉の能力や落ち着き，表情の理解などについてそれなりに時間をかけて判定することは，多人数を一定時間内にみるため簡単ではありません．これらについては自閉症を含む発達障害や軽度の知的障害の発見とも関係してきます．しかし，健診全体の設計としてなるべく見落とさないようにマンパワーを配置したり，健診の流れに配慮したりするなどが必要と考えられます．

　厚生労働省のおすすめとしては，医師の診察において精神的発達の障害，運動機能の異常，神経系・感覚器の異常，血液疾患，皮膚疾患，循環器疾患，呼吸器疾患，消化器疾患，泌尿生殖器疾患，先天異常などについてチェックするようにすすめられていますので，みられるものはみておくということだと思います．必須のチェックについては「診察手順の1例」や「見落としたくない症状」などにまとめてあります．

●見落としたくない症状

● 身長・体重の伸びが悪い（標準をはずれる）

　成長ホルモンの欠乏による低身長は，3歳児健診を契機に発見されることが少なくありません．健診の時点で身長が90cm以下の場合には，必ず伸びを含めてチェックする必要があります．疑わしい場合には6か月後に再度計測し，伸び率が悪い(2cm以下)ようであれば念のために専門機関を紹介します．母子健康手帳にプロットしてみてプロットのSD（標準偏差）ラインが下がっているかどうかを確認することも基本です．

　軟骨異栄養症による低身長もこの時期に発見されます．多くは身長に比べて頭囲が大きいことが手がかりになります．ターナー(Turner)症候群でも低身長があり，翼状頸などの身体所見の特徴から気づかれます．プラダー・ウィリ(Prader-Willi)症候群では，乳児期にはむしろやせや体重増加不良を呈していることが多いのですが，この時期からは低身長とともに肥満の傾向を示すことが多く，この時期には軽度ですが，精神運動発達の遅れも多くの例で認められます．逆に，マルファン(Marfan)症候群などの過成長症候群も，顔貌の特徴や心疾患の存在，指の特徴など（くも状指や水晶体の脱臼などは，この時期には明らかとは限りません）などからこの時期に診断される場合があります．

　身長が順調に増加しているにもかかわらず体重の増加が少ない，あるいは減少している場合には，消化器疾患や内分泌・代謝疾患などを考え，腹部の超音波検査や血液検査を行っておくことがすすめられます．身長・体重ともに伸びが悪い場合には，前述の疾患に加えて低栄養や児童虐待も考慮に入れる必要があります．

● 体重が急激に増加する（肥満，浮腫）

　短期間に急激に増加する場合には浮腫のことが多く，ネフローゼ症候群など腎疾患に伴う場合が中心です．まれに心疾患や蛋白漏出性胃腸症などが原因となります．体重増加も身長同様，成長に合わせて数値をプロットすることが大切ですが，この年齢でのカウプ指数(BMI)は13～17（平均は15前後）ですので，18を超えている場合には要注意です．高度肥満に遭遇することもあります．

　最近では低出生体重児が肥満を合併することが多いこともわかってきました．胎児期に栄養状態が悪いと出生後に過栄養から肥満をきたしやすいという胎児プログラミング説や，成人病胎児期発症起源(developmental origins of health and disease：DOHaD）仮説が提唱されています．低出生体重児は増加傾向にあるので，出生体重が軽い場合には，この年齢では肥満傾向になっていく可能性があることを保護者にお話しています．この時期には大体6歳頃まで，カウプ指数（BMI）は平均としては徐々に低下するのですが，肥満が始まると低下が上昇に変わります．これがadiposity reboundとよばれる現象です（巻末の「参考文献」を参照）．有阪らは具体的なチェックポイントは1歳6か月児健診と3歳児健診のBMIを比べて3歳のほうが高ければこの状況を疑うことをすすめています（巻末の「参考文献」を参照）．早期に始まる肥満は動脈硬化や将来の心血管疾患のリスク因子であることも徐々に明らかにされつつあります．

　3歳時点での肥満は成人肥満につながる（肥満のtrackingに乗る＜レコード盤のトラックに例えて肥満が持続していく状態＞）ことが力説されています．筆者の調査でも4か月時点での過体重の70％は3歳児では改善していましたが，小学校入学時の肥満の60％は3歳児の時点で肥満が認められていました．肥満は放置していては改善しません．一時の指導をするだけではなく，経過観察も必要です．医師，保健師，管理栄養士などの連携によってねばり強く対応すれば経験上70％くらいは改善しますが，短期間ではなく年単位のフォローアップが必要です．

　以下は3歳児肥満の対応の基本です．成人と違って食事制限や運動療法は簡単ではありませんが，経験上こうした基本を守ることによって改善することも多いです．

- 生活リズムを規則正しくする（就寝，起床，食事時間）
- 食事のバランスを適正にする（バランスが偏っていることが多い）
- 間食を避ける（間食はだらだら食いにつながり，結局は摂取量が多くなります）
- ゆっくりと食べる（子どもだけではなく家族も一緒にゆっくりとよく噛んで食べることにより，早食いによる過食を避けられます）
- 食べたものを記録する（これによりメニューの偏りを防ぎます）

● 単語を話さない，指示が通らない

　3歳でまだ単語を話すことができなければ，明らかに遅いと考えましょう．実

際の健診では，3歳で単語を話さなくても不思議に思っていない保護者に遭遇することがあります．聞いてみると，「子どもはそんなものだと思っていた」「いつか話すだろうと思っていた」というような答えが返ってきます．カナー型の自閉症スペクトラム障害については，可能であれば1歳6か月児健診で疑い，診断された場合は個別の療育を開始することが望ましいのですが，実際には見落とされ3歳になるまで診断されていない場合もよくあります．ここで見逃せば，就学時健診まで発見のチャンスはないかもしれません．適切な個別のプログラムに基づいた個別の療育は，できれば3歳までに開始したほうが効果は大きいことが北米でもイギリスでも明らかにされつつあります．ただ様子をみるのではなく，きちんと診断し，対応することが必要ですが，そのための社会資源がわが国ではまだ不足しています．

わが国で多くの市区町村に存在しているのは"知的障害"を抱えた子どもたちに対する通所による発達支援施設（通称，デイサービス）での"集団"での療育です．専門施設がなくても療育の手がかりがないわけではありません．実際に保護者が考えて（多くは専門家のアドバイスがあったほうがよいのですが）療育を行い，めざましい効果を示している場合もあります．

指示が通らないということは，指示の理解と指示の実行の2つのどちらか，あるいは両方の問題があるということです．視聴覚障害，知的障害，自閉症スペクトラム障害やそのほかの発達障害などを考える必要があります．視聴覚障害については，視覚障害では眼鏡の使用や外科的対応が中心になりますし，聴覚障害では補聴器の使用や人工内耳の手術が適応となることが多いと思われますが，いずれの場合にも障害に応じた教育をこの時期から始める必要があります．それによってコミュニケーションや社会生活の能力を向上させることができます．

● 歩けない，歩き方がおかしい，転びやすい

中等度以上の脳性麻痺や先天性股関節脱臼（発育性股関節形成不全）がこの時期に発見されることはまれであり，それ以外の筋疾患や骨疾患，神経疾患などを考えることになります．筋ジストロフィー（Duchenne型）は，男児ではしばしばこの時期に発見されます．筋力の低下はまだ軽度であり，筋肉の仮性肥大も明らかではないことが多いのですが，平地の歩行に比べて階段昇降に努力を要することが診断の契機になりますし，診察のときに椅子から立ち上がる様子（膝に手を添えて立ち上がった）をみて診断につながったこともあります．さまざまな神経

筋疾患がこの時期に発見されますが，症状が進行性であったり発達の退行をみたりするようであれば，精密検査の適応となります．また症状の日内変動（朝と夕方で大きく変わる）がある場合には，重症筋無力症や瀬川病なども考慮することになります．

● 食行動の問題（偏食，咀嚼が下手，牛乳依存）

　食事をめぐる問題は，健診ではとても多い訴えです．子どもの食事に「これでなければならない」ということは，アレルギーなどの問題を除いてはまずありません．

　偏食は，この年齢では食行動の問題だけではなく，生活習慣の不規則さや保護者の精神的な問題，子どもの発達の問題を併せもっていることが少なくありませんので，偏食だけではなく，親子関係や生活全般を含む評価が必要です．また「第6章　1歳6か月頃の健診」でもお話しましたが，調理法などによって食べにくさがでてしまうために，結果として偏食になっていることもあります．咀嚼の問題は，よく噛むという生活習慣が身についていないという問題だけではなく，下顎の形成の状況もかかわってきますので，顎の状態をみておくことも必要です．偏食や咀嚼の問題は自閉症スペクトラム障害では高率にみられます．牛乳依存（まれに，まだ母乳に依存している場合もあります）は通常問題にはならないと筆者は考えていますが，牛乳を1日に1リットル以上も飲み，食事を少ししかとらない場合には，主食から始めて少しずつ口にするように保護者に話しています．偏食同様，背後にネグレクトや愛着障害を含む親子の問題や，規則正しくない生活習慣の問題が介在することがあります．

● 生活時間の乱れ（睡眠，食事，間食）

　生活時間の乱れは，子どもがつくっているというよりも保護者の生活リズムの乱れに子どもが付き合わされていることがほとんどです．保護者の就労形態に伴っている場合もありますが，保護者の生活リズムがそれ以外の理由によって乱れている場合には，保護者の精神的な問題や育児感情の問題も含めて，保護者自身に原因があることが少なくありません．まずは保護者を受容的に受け止めて落ち着いて話をし，子どもが幼稚園，小学校と，これから社会生活が広がっていくことを話し，今から規則的な生活の流れに対応していくことの重要性を理解してもらうようにしています．特に睡眠についてはわが国ではその重要性が軽視され

ています．何時間寝ればよいというものではなく，その子どもによっても違いますが朝すっきりと起きることができて昼間に眠気がない状態をめざしましょう．

食事も間食もなるべく規則的になることが望ましいですが，特に間食はだらだら食べにならないことが大切です．肥満，う歯などさまざまなリスクにつながります．

● 繰り返す外傷，熱傷，骨折

いうまでもなく児童虐待に関連する問題です．性的虐待も少なくないのではと思いますが，家庭内で行われることが多く，実態は明らかではありません．原因不明もしくは加害者不明の外傷，熱傷などについては，児童虐待の存在を前提として対応する必要があります．この年齢では児童虐待による死亡例は乳児期に比べれば少なくなりますが，それでも毎年虐待死は起きています．基本的には，まずカンファレンスで状況を確認して共有し，市区町村や児童相談所に通報し，対応について協議することです．

●3 歳児健診でよくある訴えと対応

● けいれん

もっとも多いものは熱性けいれんです（「第 6 章　1 歳 6 か月頃の健診」参照）．単純型で繰り返さなければ経過観察でかまいませんが，この時期に初めて起こる複雑型の熱性けいれん，無熱のけいれんの場合には，脳波検査，画像検査（CT や MRI）をすすめています．てんかん，中毒，脳腫瘍などさまざまな疾患が発見されることがあります．けいれんがあり，発達の遅れや歩行障害などの運動症状が存在する場合は，なるべく早く検査を行い可能であれば治療的な介入を試みる必要があります．

● 夜尿（おねしょ）

紙おむつの普及に伴っておむつがはずれる時期は 30 年前と比べて明らかに遅くなっています．昼間の排尿のコントロールは 80％ 以上の子どもで可能となっていますが，夜尿は 30〜40％ の子どもで日常的にみられます．これは生理的にも発達的にも異常ではありません．就寝前に排尿する習慣をつけること，それができたらほめること，失敗を責めないことを中心として対応するように話して

います．夜のおむつをはずすことを急いで子どもに「失敗」を経験させることには意味はありません．就学までは夜はおむつでいいから失敗は避けましょうねと話しています．

● 左利き

5～10％にみられます．矯正の必要はないと考えられますが保護者によっては右利きにしたいと訴えてきます．3歳児では無理に右利きに変えることよりも，むしろ「両手が上手に使えるようになる」ことを目標にしましょうと話しています．

● いびき，睡眠時無呼吸

鼻が詰まっているときには口呼吸になるので多くなりますが，いびきは気道のどこかが狭くなっていることを意味しますし，しばしば睡眠時の無呼吸を伴います．扁桃肥大によるものは5歳以降に多く，この年齢では少ないですがアデノイドの肥大は扁桃よりも早いので，いびきが激しい場合には小児耳鼻科に相談してくださいとお話しています．

● ほめる，叱る

ほめ方，叱り方もよく健診のときに相談されることです．実際には1歳6か月児健診でも重要なテーマなのですが（その時期にはほめられる，叱られるが理解できている子どもが多いですから），3歳児健診での相談では多い内容です．

ほめることは（多くの場合には子どもの望ましい行動に対して）喜びの共有です．ですから，ほめ言葉を口からだしても，子どもが反応していなければほめたことにはなりません．ほめて子どもの表情が変わることまで確認しましょう．筆者はほめ言葉とハイタッチを一緒にしています．うまくできたという子どもの達成感を大切にしたいです．

一方で，子どもを叱るときには，叱る対象となったその行動はすでに終わっています．時間を戻すことはできません．起きがちなことは子どもの行動に腹を立てて「怒る」ことですが，これでは同じことがまた起きてしまいます．叱ることの目的は，不適切なその行動が次には起きないようにすることなので，言葉が理解できるのであれば説明すること，なぜそうなったか説明させることも大切です．怒って罰を与えたと考えているだけでは子どもの行動は変わりません．

●発達検査

言葉の遅れなど知的な発達の遅れが疑われる場合には，発達検査が事後フォローアップとしてしばしば行われます．幼児の知的能力の検査は小学生以上のように知能指数で測定するのではなく，多くは発達指数に置き換えています．発達指数は言葉を中心とするコミュニケーション能力の発達と社会生活習慣の獲得に大きく影響されますから，これらを改善すれば数値が上昇する場合もよくあります．

発達検査には以下のようにさまざまなものがあります．

- 遠城寺式乳幼児分析的発達検査法
- デンバー式発達スクリーニング検査
- 新版K式発達検査2001
- 田中ビネー知能検査V

デンバー式発達スクリーニング検査は「異常なし」と「異常の疑い」に分けます．ほかの検査は暦年齢（実際の年齢）と発達年齢から発達指数（developmental quotient：DQ）を計算します（田中ビネー式では知能指数，intelligence quotient：IQ）．暦年齢と発達（知能）年齢が同じであれば100になります．発達のスクリーニングとして多く使用されているのは遠城寺式と新版K式ですが，ともに発達の領域ごとに評価し，総合して発達年齢を算出します．その結果がDQの数値になります．幼児期には正確な知能検査が困難であることから発達検査を行うわけですが，しばしばその結果が知的レベルと同じであると説明されます．これらの精神発達の評価はおもに言語能力（理解および自発語）と日常生活能力によって判定されます．先にお話したように，DQは変化する可能性があります．

概ね5歳以上になれば，ウェクスラー児童用知能検査第4版（WISC-IV）などの知能検査によって知能指数を測定することができます．この検査では4つの下位尺度から全体像を把握します．

●自閉症スペクトラム障害への療育

できれば1歳6か月児健診で疑い，療育を始めたいのですが，現在のわが国の乳幼児健診の体制では，残念ながらカナー型の自閉症スペクトラム障害は3

歳児健診で発見されることが多くなっています．自閉症スペクトラム障害の個別の療育にはさまざまな方法がありますが，その一部についてお話します．巻末の「参考文献」の『Autism　自閉症スペクトラム障害』『自閉症スペクトラム障害療育と対応を考える』『自閉症・発達障害を疑われたとき・疑ったとき』もご覧ください．

　TEACCH は，アメリカのショプラー(Schopler)教授らによって 1960 年代にノースカロライナ州で始まり，その後国際的に広がりました(p.99 参照)．わが国には 2017 年に逝去された佐々木正美先生が中心になって導入されました．特徴はおもに目でみてわかりやすく理解するための構造化(structure)であり，スケジュールや手順などを示す視覚構造化が代表です．TEACCH は支援のための総合的なシステムであり，視覚構造化のみを指すものではありませんが，その有効性から視覚構造化はその後の多くの療育に応用されています．TEACCH はシステムとして行うために集団療育にも応用が可能であり，そのため集団療育が中心であるわが国でも取り入れるところが広がってきました．集団の場でも使えることから発達支援施設などでも TEACCH の構造化や環境設定を方法として取り入れているところが増えてきました．

　応用行動分析(applied behavior analysis：ABA)は，1980 年代にアメリカのロバース(Lovaas)博士らによって DTT(discrete trial training)が療育方法として最初に応用されました．早期に集中的に個別トレーニングを行う(週に 30～40 時間が推奨されていました)ことにより指示の理解とコミュニケーションの育成を図る方法で，指示を小さな段階(small step)に分けて援助(prompt)を行いながら徐々に子どものスキルを向上させていきます．この方法は当初のやり方では非常に負担が大きいことや，ごほうびによる強化の仕方に課題があるという考えもありました．

　その後，ABA のなかでも DTT 以外に，行動言語(verbal behavior：VB)，機会利用型トレーニング(機軸行動訓練＜pivotal response training：PRT＞)，早期開始型デンバーモデルなどいろいろな方式が応用されるようになり，週に 30 時間以上ではなく，経験上は週に 10 時間程度の療育でも効果を上げていることも少なくないことがわかってきました．これらについては私もいくつかの報告をだしています(巻末の「参考文献」を参照)．3 歳頃までに開始することにより，自閉症スペクトラム障害を抱えた児の 60～70％ に効果があります．保護者が療育的な対応を行う場合には心理的・時間的負担が大きく，専門のセラピス

トが行う場合にはまだ数も少ないですし，受給者証などが使えないことも多く，その場合には経済的負担を伴うことが問題ですが，わが国でもこうした療育的な対応が広がりつつあります．家庭で行う場合には巻末の「参考文献」にあげた『イラストでわかる　発達が気になる子のライフスキルトレーニング　幼児期～学童期編』を参照してみてください．

　一方で，通所支援型療育の規制緩和が2012年から始まり，TEACCHやABAを謳っていても質の担保されていないエージェントが増加しているという問題もでてきました．もちろん家庭での適切な対応が基本ですし，それによって子どものコミュニケーション能力を伸ばすこともできます．なお，TEACCHであれABAであれ，療育的介入は方法論や技術であって教条ではないので，私もABAを基本とはしていますが，必要に応じてTEACCHや，ここではふれていませんが絵カード交換式療育（picture exchange card system：PECS）なども取り入れ，臨床の場で応用しています．

●カンファレンス

　この健診は尿検査や視聴覚検査などの内容が増えて健診に従事するスタッフも多くなること，多くの市区町村では就学前の最後の健診であることなどから，可能であれば健診を担当した医師も参加してのカンファレンスは欠かせません．子どもの問題だけではなく，保護者の問題についてもプライバシーに配慮しつつ，必要であれば福祉や医療機関と協力して対応することを話し合うことになりますし，児童虐待の問題についても多くの目でみた評価が重要です．幼稚園や保育所との連携が必要になることもあります．身体測定値は必ず流れを追って評価し，何か問題があると考えられた場合には対応策を考え，実施につなげる場でもあります．そのほかにも以前の健診などで気になったケースの事後報告などもしておくよい機会になります．

第8章　5歳頃の健診

　多くの自治体では母子保健法に規定された3歳児健診以降，就学時まで健診がありません．しかし，この間の子どもたちの心身の発達にはめざましいものがあるため，どこかの時点で総合的に健康状態を把握する必要があると思いますが，法的な規定はなく，この時期に健診を行うことの根拠は第13条の「必要に応じ，妊産婦又は乳児若しくは幼児に対して，健康診査を行い，又は健康診査を受けることを勧奨しなければならない」に該当します．この時期の健診については，これまでにも発達や身体的なチェックを主眼としたものが各地で少ないながらも実施されてきました．

　さらに，発達障害が社会的にも話題になるなか，古典的なカナー型の自閉症スペクトラム障害以外の高機能自閉症やADHDの早期発見・早期介入が叫ばれており，就学後に行動やコミュニケーションの問題が顕在化しやすいことから，その前の5歳頃という年齢での健診が注目されるようになってきました．

　これは発達障害者支援法第5条の「市町村は，母子保健法（昭和四十年法律第百四十一号）第十二条及び第十三条に規定する健康診査を行うに当たり，発達障害の早期発見に十分留意しなければならない」を根拠としています．しかし，あとでもお話しますが，発見するだけでは単に障害のレッテルを貼るだけであり，いかに適切な対応をするかがなければ，行き場を失った難民をつくるだけです．5歳で健診を行うのであれば，発達障害だけでなく肥満や低身長の発見も重要ですし，歯科では最初の永久歯でう歯になりやすい6歳臼歯の萌出時期なので健康教育が望ましい時期でもあり，それらのチェックをどのように有効に組み合わせるかということが課題になります．

●5歳児のイメージ

　90%以上が幼稚園や保育所に在籍しており，家庭以外の社会生活が始まっています．身長は概ね1mを超え，歯は乳歯が20本すべてそろっています．粗大

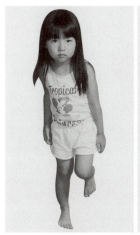 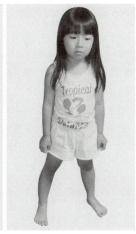

図1 足でバランスをとる
ケンケン・パができる子も多くなります．

　運動では，走る，跳ぶ，片足立ちをする，ケンケンをする，階段昇降は足を交互にだして行うなどの動作が可能になり，大きなボール（直径20〜30cm）を投げたり蹴ったりすることも可能になります．たとえば，ケンケン・パなどもできるようになってきます（図1）．微細運動では概ね手の第3指（中指）までが分離しており，ボタンをはめる・はずす，ジッパーを上げる・下ろすなども可能になっています．

　精神発達面では，会話が流暢になり抽象語が増加します．これ，それ，あれ，どれなどのいわゆるこそあど言葉も使える語彙に入ってきます．好きな食べ物，嫌いな食べ物，好きなテレビ番組なども言えるようになりますし，保育所・幼稚園のクラスの名前，担任の名前なども言えるようになります．しりとりなどもできるようになります．食事内容は学童とほぼ同じ内容となり，箸を使える子どもも増えてきます．1日の生活リズムは安定していますが，最近の調査では夜9時までに就寝している子どもは30％以下です．

●5歳児の身体測定値

　平成22年乳幼児身体発育値による目安となるパーセンタイル値を表1に示します．

表1 4歳6か月〜5歳児の身体発育値

男児							パーセンタイル	女児						
3	10	25	50	75	90	97		3	10	25	50	75	90	97
13.71	14.50	15.42	16.62	18.09	19.71	21.72	体重(kg)	13.27	14.15	15.15	16.41	17.89	19.43	21.20
97.8	100.0	102.3	104.9	107.7	110.3	113.0	身長(cm)	96.5	99.0	101.4	104.1	106.7	109.1	111.4
48.1	49.0	49.8	50.8	51.7	52.6	53.5	頭囲(cm)	47.4	48.2	49.1	50.0	51.0	51.9	52.7
49.7	50.9	52.2	53.8	55.7	57.6	59.8	胸囲(cm)	48.3	49.6	50.9	52.6	54.6	56.5	58.8

（厚生労働省：平成22年乳幼児身体発育調査報告書より）

●健診で実施すること

　問診と身体計測(身長：臥位または立位で0.1cm単位まで測定，体重：100g単位まで測定，胸囲：0.1cm単位まで測定，頭囲：0.1cm単位まで測定)，内科診察は共通ですが，その内容や実施法も異なります．

　健診と位置づけるのであれば，内科診察，視聴覚診察，歯科診察などを総合的に行うべきですが，そうなると時間的にも費用の面でも3歳児健診同様の設定が必要になるかもしれません．また，そうでなくて発達障害のスクリーニングという観点を中心にするならば問診に時間が必要となるので，健診内容を増やすことは難しくなります．

　可能であれば，5〜6人のグループ遊びの場を設定してその状況を観察することで，社会性の発達をみるうえでも役立ちますし，何か行動やコミュニケーションの課題を抱えているかどうかを疑う手がかりともなります．また，直接健診の場で行うことではありませんが，健診でそうした面で課題を抱えていることがわかれば，診断はともかく困り事について保護者や幼稚園・保育所などと困り事を共有し対応方法を考える入口になるのかもしれません．地域によっては園に出向いて相談という形で行っているところもあります．

●問　診

　一般的な問題として，健康状況や生活状況全般についての問診が必要です．ついで，生活状況のなかで行動上の問題や理解の問題がないかを確認する手順となります．可能であれば，問診票を事前に配布し，記入してもらうことをすすめています．

図2に具体的な問診項目(問診票の例)を示します．これらの項目は，「3. 発達について(2)」および「5. 保護者について」の項目を除いては通常の健診と特に変わったところはありませんが，「1. 健康状態」のところで歯科の問題や視聴覚の問題を確認しておくことが重要です．発達についての項目では，運動機能についての粗大運動，微細運動，平衡機能などの精神発達に関する質問を(1)に，社会性の発達や発達障害に関する質問を(2)にまとめました．「4. 生活状況について」の項目では偏食や睡眠，テレビなどについての質問を含めました．

「5. 保護者について」の項目では，母親を主とした精神状況，抑うつ，子どもへの回避感情などの質問を含めました．児童虐待の問題も含めて保護者の状況を把握することは重要です．また，保護者の要因によって養育上の問題が生じている場合には，介入することによって改善につなげることも可能です．

問診ではSDQ(困り事，育てにくさ質問紙)を行っている自治体もあります．国際的にも標準化された質問ですが，回答に時間がある程度かかることや，そこでみつかった困り事に適切に対応することが健診の場で可能かという点が問題点として残ります(巻末の「参考文献」を参照).

●診察手順の1例

❶まず，子どもに1人で椅子に座ってもらいます．母親や父親の名前を尋ねたり，ジャンケンをしてみたりすることも，診察と子どものリラックス双方の面から有用です．ついで，シャツを自分で脱いでもらい，胸部の聴診を行います．このときに上半身の全体像，眼球の位置や動き，外表奇形の有無なども観察します．

❷次に立ってもらい，ジャンプや片足立ちができるか，転びやすさやバランスの悪さがないかを確認します．男児では停留精巣，陰囊水腫，包茎の有無も確認しておきます．

❸最初の会話の部分をどのくらい行うかによっても異なりますが，概ね3〜4分で微細運動を除く発達と身体状況の全体像をみることができます(シャツを脱ぐときにボタンがあれば，ボタンをはめたりはずしたりができるかどうかで微細・協調運動をみることができます).

❹すぐに動きだしてじっとしていられない，気が散る場合には多動の症状と考えられ，ADHDの場合もあるので問診と併せて考えます．また，会話の間に視線が合わない，表情がよそよそしい，同じフレーズを繰り返すなどの場合には，

1. 健康状態
    - □ 現在，受診中の病気がありますか（あるとすれば内容，医療機関）
    - □ アレルギー（アトピー，じんま疹，気管支喘息）といわれたことがありますか
    - □ けいれん（熱性けいれんを含む）がありましたか，最近はどうですか
    - □ むし歯がありますか（あるとすれば受診状況も）
    - □ 中耳炎を繰り返していませんか
    - □ 片耳ずつ携帯電話を聞くことができますか（片耳の難聴のスクリーニング）
    - □ 向き合ったときに両目がきちんと合いますか（斜視や視力障害のスクリーニング）
    - □ 本やテレビを見るときに目を近づけますか（視力障害のスクリーニング）
2. 発達について(1)
    - □ 走ることができますか，転びやすいことはありませんか
    - □ 片足立ちやケンケンができますか
    - □ ジャンプが上手にできますか
    - □ ボールを投げたり蹴ったりすることができますか
    - □ クレヨンなどを持って絵をかきますか（丸や三角）
    - □ ボタンをはめたりはずしたりできますか
    - □ 好きなテレビの番組がありますか
3. 発達について(2)
    - □ 今日の朝食（午後ならば昼食でも可）の内容を言えますか
    - □ 今日，保育所や幼稚園であったことを話してくれますか
    - □ 仲のよい友だちがいますか（いるとすれば名前も）
    - □ 友だちと集団で遊ぶことができますか
    - □ ゲームや遊びなどで順番を守ることができますか
    - □ 幼稚園（保育所）の名前，クラス，担任の先生の名前が言えますか
    - □ 幼稚園（保育所）では集団での指示を理解し，従えますか
    - □ 幼稚園（保育所）で独りぼっちになっていることがあると聞いていますか
    - □ 幼稚園（保育所）の準備や食事，遊びなどでこだわっていることがありますか
    - □ お母さん，お父さんの言うとおりに行動することができますか
    - □ お母さん，お父さんが話しているときに落ち着いて聞いていられますか
    - □ いつもそわそわして動き回っていると思いますか
    - □ どちらかといえば「のろのろ」している子どもだと思いますか
4. 生活状況について
    - □ 幼稚園（保育所）に通っていますか
    - □ 1日の生活リズムは規則的ですか
    - □ 3食きちんと食べていますか
    - □ 食べ物の好き嫌い（偏食）はありませんか
    - □ 夜，何時頃に寝ますか

図2 問診票の例　　　　　　　　　　　　　　　　　　（次頁につづく）

□ 排便，排尿は自立していますか
　　□ おねしょ（夜尿）はしますか
　　□ いつも疲れているような感じはありますか
　　□ テレビ（ビデオ）は1日何時間くらい見ますか
　　□ テレビゲームやポケットゲームをしますか．するとすればどのくらいですか
5. 保護者について
　　□ 夜はよく眠れますか
　　□ 食欲は普段どおりありますか
　　□ 健康で気になっているところはありますか
　　□ お子さんを叩いたり閉じ込めたりしたいと思ったことがありますか
　　□ お子さんと一緒にいるといらいらしますか
　　□ お子さんが小学校に行くのが楽しみですか

図2（つづき）

問診と併せて高機能自閉症を疑うことになります．
　質問の内容が理解できない，質問の内容と答えが食い違うなどの場合や，質問そのものを聞いていられない場合には，軽度の知的障害やADHD，高機能自閉症などだけではなく，児童虐待も含めていろいろな場合を考えてみる必要があります．答え方が妙になれなれしい，あるいはよそよそしい場合には，児童虐待などでみられる反応性愛着障害も考えておきます．発達障害を抱えていて，日常生活の場では行動やコミュニケーションの障害が明らかであっても，知的に障害がなければ健診のような非日常の場ではそうした問題点をみせない場合も少なくありません．したがって，診察の場面だけで判断することは無理ですし，問診を加えてもすべてを判断することは困難です．私の経験からも，特に不注意優勢のADHDと高機能自閉症は健診ですべてを発見することは不可能だと考えています．実際に健診で見逃された不注意優勢のADHD，高機能自閉症には後日遭遇しました．

●発達障害

　最近話題になっている発達障害は，発達障害者支援法では自閉症スペクトラム障害やADHD，学習障害などを含む一群の障害として定義づけられています．しかし，この言葉は以前は別の意味で使われていました．英語では"developmental disability"ですが，この言葉が最初にアメリカで使われたの

はケネディ大統領の時代で，主として知的障害者，あるいはそれに類する障害を"発達障害"と位置づけ，支援をしようという概念でした．すなわち，発達障害の根幹は知的障害とされていました．わが国では，かつて知的障害は精神薄弱とよばれており，この名称が不適当であるという考え方から一部では発達障害という名でよばれていた時代があります．名称を発達障害に変えても，発達障害を知的障害という意味で使用していました．

しかし，現在広く考えられている発達障害は，知的障害というよりはむしろ行動やコミュニケーションの障害が中心となっています．カナー型の自閉症スペクトラム障害ではしばしば知的障害を伴うと判定されるものの，ADHDや学習障害などそのほかの発達障害では通常，知的能力の著しい障害や生活上の困難を伴いません．歴史的な経過と現在の法律に代表される考え方の違いが，発達障害という用語の使用における誤解を招いています．現在考えられている発達障害とは，2005年4月に施行された発達障害者支援法の第2条で，「この法律において「発達障害」とは，自閉症，アスペルガー症候群その他の広汎性発達障害，学習障害，注意欠陥多動性障害その他これに類する脳機能の障害であってその症状が通常低年齢において発現するものとして政令で定めるものをいう．この法律において「発達障害者」とは，発達障害を有するために日常生活又は社会生活に制限を受ける者をいい，「発達障害児」とは，発達障害者のうち十八歳未満のものをいう」と定義されています．注意欠陥多動性障害は，注意欠如・多動性障害とよばれることもありますが，ADHDという表現が一般的になっています．

法律の定義がいわば疾患の定義であり質的な定義ではないため，筆者は発達障害の定義としては，「発達の過程で明らかになる行動やコミュニケーションなどの障害で，根本的な治療は現在ないものの，適切な対応により社会生活上の困難は軽減される障害」と考えています．すなわち生下時に診断できたり，特定の画像検査や血液検査などで診断できたりするわけではなく，年齢とともに行動やコミュニケーションの面での困難さがみられるようになり，しかも薬物を含む根本的な治療法はありません．しかし，社会生活訓練を含む適切な対応によって，すべてではないものの社会生活上の困難は軽減することができる場合が多いのです．これは子どもでも大人でも変わりません．また発達障害を抱えている場合には"障害"の部分だけではなく，"障害特性"が"才能"となって将来を支えていくこともあります．たとえば，自閉症スペクトラム障害のこだわりは興味のあることへの集中力や記憶力がすぐれている部分も持ち合わせていますので，社会

で役立つことに発揮できれば障害と思われていた特性は才能に変わります．ADHDの落ち着きのなさも，学校での授業中には障害になりがちですが，そこでは障害となっていた過活動性が接客業などでは意外に能力を発揮することがあります．こうなればやはり障害が才能に変わります．したがって，できないことの部分だけをみるのではなく，そこから出発してどのように才能をみつけ，育てていくのか，そのためには何をすればよいのかが大切になってきます．

　DSM-5では発達障害は神経発達障害（neurodevelopmental disorder）として扱われており知的障害や運動障害の一部も含んでわが国で通常扱われているよりも広い範囲をカバーしています．

　発達障害は決してまれな障害ではありません．自閉症スペクトラム障害のグループが増加していることは先にお話しました．ADHDは報告により異なりますが，小児では5〜10％を占めるという報告もあります．

　ADHDは多動・衝動症状が優勢なタイプ，不注意の症状が優勢なタイプ，両者が混合しているタイプに分かれます．注意力が散漫になる，忘れ物が多いなどの不注意優勢のタイプは，この年齢では"そそっかしい""あわてんぼう"などとみなされて診断には至らないことが多いのですが，多動・衝動優勢のタイプや混合型のタイプでは不適切な状況で立ち歩く，列や会話に割り込むなどの症状から診断に至ることがあります．男児に4〜8倍多いことが知られています．

　ADHDは診断基準の症状の数があてはまればそれと診断している医療機関が多いと思いますが，自閉症スペクトラム障害と同じようにスペクトラムです．多動，衝動，不注意，それぞれのでやすさが異なります．ですから治療的対応の基本は，ライフスキルトレーニング（life skills training：LST），社会生活訓練（social skills training：SST），保護者に対応についてのトレーニングをする（parent training：PT）などであり，これらを通じて日常生活で抱える困難を軽減することをめざします．

　それでも症状が強いようであれば，5歳児ではできれば使いたくはありませんし私は使っていませんが，ADHDに対して保険適用のある薬剤（SNRI＜商品名コンサータ®，ストラテラ®，インチュニブ®＞など）を使用している医療機関もあるようです．

　自閉症スペクトラム障害のグループのなかでは，言葉の遅れを伴うカナー型は1歳6か月児健診や3歳児健診ですでに発見されているべきと考えられますので，5歳児健診で発見されるのはおもに知的障害を伴わない高機能自閉症である

と思われます．たとえば高機能自閉症の場合には，基本的な症状には変化がなくても，どのように社会生活上の困難をきたすかは年齢によって異なります．幼稚園の時代には友だちができない，一緒に遊べないなどの症状が中心であっても，小学校に入れば授業を聞かずに別のことに熱中している，場に合わない表現をするなどのことから学業不振に陥ったり，仲間はずれにされたりすることもよくあり，いじめの被害を受けることもあります．

発達障害を疑った，もしくは診断したときに大切なことは，専門機関に紹介することではありません．診断から対応までを扱う社会資源は少ないですし，そこに行かなくても現場で対応できることも多いと考えられます．LSTやSST，PT（parent training）は保健や医療，保育などの現場でできることもかなりあります．何よりも発達障害が特殊な障害ではなく一般的な障害であるという認識を健診に携わる人はもっておく必要があると考えています．発達障害の詳細，対応などについては巻末の「参考文献」をご覧ください．

●見落としたくない症状

● 身長・体重の増加不良，あるいは過剰な増加

身長については健診時の測定値だけではなく伸び率も問題となるので，母子健康手帳にも掲載されている成長曲線に当てはめてみる習慣が大切です．成長ホルモン分泌不全症（growth hormone deficiency：GHD）による低身長，子宮内発育不全による低身長は5歳で十分診断可能ですが，X線検査での骨年齢の確認や成長ホルモンについての負荷試験も必要なので，検査可能な医療機関を紹介します．様子をみていて成長ホルモンによる治療時期を逃す子どもが現在でもなおみられますし，治療開始はわが国では小学校入学後になることが多く，国際的には遅いと考えられます．制限身長（男子156.4cm，女子145.4cm）に達すると健康保険では治療できません．治療の開始が早いほど最終獲得身長も高くなります．身長の過剰な増加は3歳児健診と同じくマルファン症候群およびその類縁疾患などがあります．

体重の増加不良は，基本的には「第4章　4か月頃の健診」で述べたように摂取エネルギーが少ない，摂取エネルギーがうまく利用できない，エネルギーの消費が多すぎる，のいずれかです．児童虐待のうち，ネグレクトによる摂取エネルギー不足も考えておく必要があります．

肥満については「第7章　3歳児健診」でも述べましたが，6歳に近づくとそろそろBMIが低下から上昇に向かう時期ですが，5歳ではやはりadiposity reboundはあります．その場合reboundしてからのBMIの上昇は平均よりも大きくなります．
　この時期の肥満は60％以上の確率で成人肥満につながることが明らかになっており，対応しなければ自己肯定感の低下にまでつながる場合もあります．この時期の肥満の場合，対象の子ども以外にも家族に肥満者が存在することが多いので，食事や運動習慣のみならず生活習慣も含めて，家族全体で対応するように一緒に考えていく必要があります．生活習慣の見直しは，食事や運動の指導よりもむしろ重要です．肥満児を診察していると，小学校低学年ですでにメタボリックシンドロームと診断される場合もあることから，この時期の肥満に対しては経過観察ではなく具体的な生活習慣や運動習慣への指示が必要です．

● 熱性けいれんがまだみられる

　熱性けいれんについては「第6章　1歳6か月頃の健診」でふれましたが，4歳を過ぎてからの再発例は少なく，初発例は非常に少なくなります．したがって，この時期にまだ熱性けいれんがある場合には，てんかんや中枢神経系の異常などの可能性を考えて，脳波検査，頭部のMRIやCTをすすめています．精神発達の遅れや自閉症の傾向を認める場合には，てんかんの危険性が高くなることが知られています．自閉症スペクトラム障害においては，5歳頃はけいれんの好発期とされていますので，けいれんがなくても行動の異常などがあれば，潜在性てんかんも考えて入学前には脳波検査をしておくこともあります．発熱とともに発作がみられていたてんかんの場合には，無熱性のけいれんに移行することもあります．

● 未治療の外科的疾患がある（停留精巣，鼠径ヘルニア，頸部嚢胞など）

　停留精巣，鼠径ヘルニア，頸部嚢胞などは本来外科的な適応のある疾患であり，より早い時期に手術を行っていることが多いですが，この時期にようやく発見されるともあります．陰嚢水腫，乳幼児痔瘻などは多くは自然に軽快しますが，なお軽快していない場合には治療対象になります．陰嚢水腫は，精索水瘤が誤診されている場合もあります．停留精巣は，以前は片側の場合には4～5歳の手術がすすめられていましたが，現在では将来の造精機能の面から1歳頃には手術を行うことがすすめられています．鳩胸，漏斗胸は相談を受けることはありますが，

手術は整容的な面が大きく，この年齢では通常行いません．

● 重症う歯（10本以上，あるいは程度がひどい）

　乳歯の"う歯"はほぼ100％永久歯のう歯につながります．う歯については，歯科治療が必要なことはいうまでもありませんが，歯科医療機関での対応によっては「歯科嫌い」になり治療が中断しがちなので，子どもの歯科治療について理解のある医療機関を紹介できるようにしておく必要があります．小児歯科を標榜している歯科診療施設は数多いのですが，実際には小児歯科専門医は2018年時点では全国で約1,200人です．また重症のう歯の場合には，歯磨き習慣だけではなく生活習慣自体の問題（夜遅くまで起きていて飲食をしている，生活リズムがばらばらなど）にも注意が必要ですし，児童虐待のひとつであるネグレクトにも留意する必要があります．

● 繰り返す外傷，熱傷，骨折

　いうまでもなく児童虐待に関連すると考えられる症状です．これらは身体的な虐待の場合の症状ですが，心理的虐待（しばしば反応性愛着障害や愛情遮断症候群の症状を呈する），ネグレクト（身の回りの生活習慣ができていない，身長や体重の伸びが悪い），性的虐待（少なくないとの推測もありますが，実態は明らかではありません）などもありえます．虐待による直接の死亡は年少児に比べて減少しますが，それは虐待の問題が軽くなったということではありません．

●5歳児健診でよくある訴えと対応

● 夜尿（おねしょ）

　自律神経の発達段階からいえば，5歳では大便についてのコントロールは多くの子どもでできるようになっていますが，排尿のコントロールは夜間については十分には完成していません．夜尿はいわば生理的な現象ですから，私は就寝前2時間の飲食を避け，就寝前に排尿させることをすすめており，実際にこれで頻度が減少することも多いようです．夜尿には遺伝的な素因も考えられており，両親に学童期以降の夜尿の既往のある場合には，気長に対応するように話しています．5歳の夜尿は問題なく，むしろ失敗して子どもが嫌な気分になることを避けたいと考えていますし，そのようにお話しています．

● 偏　食

　偏食のうちもっとも多いのは野菜嫌いですが，肉が嫌い，魚が嫌いなどさまざまな偏食が存在します．偏食の多くは3歳前後に発生してきますので，この時期になってから偏食に対応することは容易ではありませんが，できれば学校給食の始まる前に対応することをすすめています．「食べられないものをごまかして食べさせるよりは，体に大切なものだということをきちんと話して少しずつ挑戦する」「もし，うまく食べられたらとにかくほめる」の2点を私はすすめています．好きな食べ物と好きな食べ物の間に苦手な食べ物を少量はさんでいくサンドイッチ法を使うこともあります．幼稚園・保育所では食べるけれども家庭では食べないといわれることもあります．その場合には「これを食べてね」ではなく，まずおいしそうに食べてみせて「一緒に食べましょう」というやり方がうまくいくことが多いです．

　なお，食物アレルギーによる食事制限がある子どもの偏食については，主治医と相談して対応する必要があります．

● テレビゲーム，ポケットゲーム，インターネット，スマートフォン

　男児を中心に，テレビゲームにはまっている子どもたちは5歳児でも増加しています．小さな画面を長時間見続けることが視機能に及ぼす影響については，科学的な分析はまだ十分ではありませんが，良好ではない可能性があります．最近流行のスマートフォンも同じです．私は，できればこれらを使用しないにこしたことはないが，どうしてもというなら1日30分以内に制限するようお話しています．みていると保護者がはまっていて，その姿をみている子どももはまるということもあるようです．体を動かす「Wii Sports™」などはどうかという質問もありますが，体を動かしながら画面を見続けることは，やはり時間が長くなれば幼児の視機能には負担が大きいだろうとお話しています．

　インターネット依存症はDSM-5から疾患として定義されましたが，思春期以降のいわゆるインターネット依存症，ゲーム依存症について，タブレットPCやゲーム機，スマートフォン（基本的には小さなコンピュータです）に触れるのが早いほど，そして長時間になるのも早いほど将来，依存症になる可能性が高いということが中山秀紀先生たちによって報告されており（巻末の「参考文献」を参照），それらをやらせておけばおとなしくしているからやらせているという家庭もありますが，思春期以降の問題につながる可能性が高いかもしれません．

●カンファレンスと事後対応

　そのほかの乳幼児健診と同様，健診に携わったメンバーが集まって行うカンファレンスは重要ですが，発達障害について考えるならば，さまざまな場面の状況を多くの目でみて比較することが診断に役立つので必須ですし，可能であれば保育所・幼稚園の情報が介入の手立てを考えるうえで助けになることもあります．ある場面では多動であってもほかの場面では落ち着いていた場合は，それがADHDの可能性を示唆するのか，単に置かれた環境と対応の問題なのかという区別も，1人だけの判断では困難なことが多くなります．時間をとってカンファレンスを行って検討しておくことが，後日の保護者からの問い合わせや相談も含めた事後対応にもつながります．

　事後対応において，一般の身体的な問題については，そのほかの乳幼児健診と同様です．発達障害については，保護者が子どもに対してすでに扱いにくさを感じているのか，子どもへの対応で疲れきっているのかなどの条件によって異なります．

　わが国では，発達障害にかかわる医療資源が少なく，診断まではともかく，その後の介入や対応（あえて療育という言葉は使いませんが）について，健診後の紹介先に困る場合が少なくありません．だとすれば現実的な対応方法を医師，保健師を始めとする健診担当者が習得し，それを展開することも含めたカンファレンスが有用ではないかと感じています．対応方法については拙著も含めて巻末の「参考文献」を参照してください．

第9章 乳幼児健診の事後フォローアップと周辺事業，予防接種

　乳幼児健診は健診をすれば終わりではなく，必要に応じて事後フォローアップを行うことになります．これは健診で見出された問題点についてのフォローアップと，それ以外の自由参加型の健康教育や健康相談に分けられます．また，乳幼児健診と同時に行える事業としてブックスタートやピア・サポートなどがあることについては「第2章　乳幼児健診のこれまでとその周辺」で述べましたが，そのほかに健康教育などを健診の機会に実施している自治体もあります．

　市区町村がおもに集団で行っている乳幼児健診では，医師のほかに保健師や栄養職，心理職など多職種が健診に携わります．地域での乳幼児健診のフォローアップでは，医師よりもむしろ保健師が中心となることが多いと考えられます．その意味では多くの乳幼児健診，特に公的乳幼児健診は保健師が担っています．ですから，発達，栄養，疾患，障害などについて幅広い知識が必要とされるようになっていると同時に，状況を的確に判断して対応する必要もあり，保護者に対する第一線のサービス提供者としての役割を果たすことも求められています．本章では，これらの乳幼児健診の事後フォローアップや周辺事業についてまとめました．

●母子健康手帳の活用

　母子健康手帳については「第2章　乳幼児健診のこれまでとその周辺」でもふれましたが，乳幼児健診の場合には保護者の手元に健診の記録を残すということだけではなく，健診を実施する側においても妊娠・出産をめぐる状況や予防接種などの情報が得られます．通常は身体計測値と診察上の異常の有無を記入しますが，人的，時間的に余裕があれば，その子どもの状況に合わせて備考の欄に一言，たとえば「よく笑っていました」「身体測定も泣かずにできました」「これまでよりも野菜が好きになれば食事が楽しいですね」などと，保護者のモチベーションを上げることも考え，みせながら記入してもよいと思います．体重増加や発達などのフォローアップを行っている場合には，その結果について，簡略でもよい

ので,「少しずつ大きくなっています」「○○ができるようになりました」などの表現を加えて記入しておくことが保護者の育児姿勢を支えます.保護者が母子健康手帳に気づいたことを記入するかどうかは習慣によるところが大きいので,健診などでそれをみたときにもポジティブなコメントを記入することで記入習慣につなげたいと考えています.

●育児をめぐる情報の周知

都市部では人口流動が激しく,転入してきた住民は,乳幼児健診はもとより地域の子育てにかかわる社会資源についての知識や情報が少ないです.転入して住民登録を行う際に,たとえば,子育てマップや健康カレンダーをその場で渡すなど,転入市民へ情報の周知を図ることも大切です.乳幼児健診の場を利用して,子育て支援の情報についてパンフレットや掲示などで知らせることも,また子育て相談実施などについて同じように知らせることも,時期と回数の決まっている健診の補完という役割を持ちますし,社会資源の周知にも役立ちます.

基本的には自治体の保健サービス部門は,「開かれている場所」である必要があります.さすがに365日24時間は無理だと思いますが,住民が気軽に立ち寄ることができて笑顔で迎えられる場所としての期待があると考えています.市区町村の保健部門は住民にとっての「学校の保健室」のような役割が果たせるようになるとよいですね.

●発達のフォローアップ

身体,運動,精神発達についてのフォローアップは,それぞれ分けて実施している市区町村と,発達全般について合わせて行っている市区町村があります.身体発育のフォローアップは医師のみではなく,管理栄養士や保健師が主体となって行っている場合もありますが,運動や精神発達,言語発達の遅れのフォローアップは専門性が高いことや評価の必要があるため,医師や理学療法士,作業療法士,言語聴覚士などの専門職が中心となります.公認心理師,臨床心理士や発達臨床心理士などの専門職が加わる場合もあります.

しかし,乳幼児健診に携わるスタッフ,たとえば保健師も発達課題についての知識と発達テスト(最低限で遠城寺式,できれば新版K式発達検査2001,ある

いはデンバー式発達スクリーニング検査)を用いた評価ができることが望まれます．発達のフォローアップは，理想的には運動発達に関しては小児リハビリテーション専門医師，理学療法士，作業療法士，精神発達に関しては小児神経専門医師，心理専門職，言語発達の遅れに関しては専門医師，言語聴覚士などが定期的に携わることになります．

　実際には，これらの職種に従事していて乳幼児健診や事後フォローアップに参加してくれる専門職は簡単にはみつかりません．一方，住民からは高度な医学的判定までを求められることがしばしばあります．問題はこの両者間に存在する実状と期待とのギャップで，恵まれている一部の都市部を除いては全国的な問題かもしれません．健診がスクリーニングであることは「第2章　乳幼児健診のこれまでとその周辺」でもお話したとおりですが，スクリーニングしたあとの治療や療育の可能な送り先が充足していないためにフォローアップを保健部門でせざるをえないという問題もあります．

　また，専門の医療機関などに診断やその後の対応を含めて依頼したとしても，そうした医療機関の多くは地域外にあり，診断や対応が一段落したり継続したりしている状況であっても子どもたちは地域に戻ってきます．地域が生活の場であることからすれば当然ですが，中心になってフォローアップしている医療機関などが離れている場合にはどのように専門機関と連携するかも課題になってきます．

　従来は文書による連絡が中心であり，プライバシー保護の観点からは問題のある電話も使われてきたと思いますが，これだけICTが進歩してきたことを考えると，SkypeやFacetimeなどを使って，遠隔でも画像や子どもの様子をみながら相談することも可能になってきましたし，それを録画しておいてあとで見直すこともできます．

　ただ初診の段階からこの方式が使えるかと聞かれると，それは難しいとお答えしています．たとえば筆者がしばしば行っている自閉症スペクトラム障害を抱えた子どもの診察では，子どもへの問いかけや指示や動作を行いながらその反応や動く様子をみたりしながら診断や対応を考えますので，たとえ音声があっても二次元の画面上で診断することも対応をお話することも(実際にはやってみせることも多いので)十分にはできません．

　それぞれの市区町村が専門機関や専門職を探して右往左往するのではなく，都道府県レベルで発達の問題への対応のシステムを構築して，各市区町村がそのシステムを使いながら専門機関や地域でのフォローアップに結びつけることが現実

的ではないかと考えていますし，実際に構築をしはじめている都道府県もあります．

　いずれにしても発達のフォローアップは，発達の問題を指摘された保護者が，将来の問題も含めて"迷い"や"落ち込み"の時期を迎えることがしばしばあることも考えておく必要があります．障害の受容については「第12章　乳幼児健診と障害の発見」にまとめましたが，少なくとも乳幼児健診が発見の発端である場合は，保健部門などには地域の子育て支援スタッフがいるので，保護者がいつでも気軽に相談に応じられる場所を設定し，地域で支援できる体制をつくっておくことが必要ではないかと考えています．だれからも支援されなければ"疑い"を告げられた保護者は行き場のない難民になってしまうかもしれません．障害の疑いや障害名を告げただけで放置することは，保護者の子どもに対する回避感情を強くさせ,「児童虐待のリスクを増やす」だけです．

●離乳食教室と栄養のフォローアップ

　多くの市区町村が離乳食教室を，4か月児健診の栄養面でのフォローアップのような形で生後5～6か月に行っています．最近では生後8～9か月の離乳食の2回食が始まる時期にもう一度，卒乳も見据えた離乳食教室を開始したり，10か月児健診に合わせて食事の教室を実施したりしている市区町村もあります．特に第1子の場合には離乳食に関する不安や質問が多いので，このような教室を実施し参加する機会をつくることは大切ですが，教室はあくまで集団での教育の場です．離乳食の進み方や進め方には個人差が大きいので，集団教育を受ければすぐにできるとは限りません．個別の相談が可能な時間的・空間的配慮が必要です．また，この教育の機会に，歯科保健についての情報提供や，生後2か月から始まる予防接種の実施状況の確認などを行うことも可能です．

　なお，従来の「改定　離乳の基本」（旧厚生省，1995）に代わって p.61 に示したように，2007年3月に厚生労働省から，授乳や離乳の進め方の目安を示す「授乳・離乳の支援ガイド」が公表されました．これに沿って栄養相談や離乳食教室などを行うことになりますが，このガイドの策定にあたっては，以下の4点がその目標としてあげられています．

①母子の健康確保とともに親子のかかわりが健やかに形成されることを重要視する
②乳汁や離乳食といった"もの"にのみ目が向けられるのではなく，1人ひとりの子どもの発達が尊重される支援を中心とする
③妊産婦や赤ちゃんにかかわる保健医療従事者が，望ましい支援のあり方について意識を共有する
④食生活の支援だけではなく，子どもの健やかな成長・発達を支える

　この詳細については策定にあたった相模女子大学の堤ちはる先生のお話をうかがう形で『堤ちはるの10時間講義　新訂版やさしく学べる子どもの食　授乳・離乳から思春期まで』(巻末の「参考文献」を参照)にまとめてあります．

●子育て相談，子育て学級(教室)

　公的機関で行う乳幼児健診は時期や回数が定められていますので，子どもへのかかわりの継続性や随時性という面では，その間の時期に何らかの形で補完が望まれています．多くの市区町村では子育て相談や子育て学級(離乳食教室との併設もあります)を実施しています．子育て相談は，電話では随時行っていても，集まる場合は日時を指定するところが多くなります．なかには土曜日・日曜日を含めていつでも利用できるような施設を設置している市区町村もあり，できれば「いつでも利用できる」が理想だと思います．せめて身体測定だけでもいつでもできる体制が望ましいのではないでしょうか．

　身体測定の結果を母子健康手帳に記入するサービスは住民にとって利用しやすいもので，悩み事の相談のきっかけにもなりえます．気軽な相談の場では乳幼児健診ではでてこない保護者の本音や心配事も聞けることがあり，それが疾患や障害の早期発見につながる場合もあります．さらには，児童虐待の予防にもつながります．行き詰まった人だけが児童虐待に走るわけではありません．地域包括支援センターを市区町村が設置することになり，すでにかなりの自治体で設置が開始されています．ハード面としての設置ではなく，既存のハード(施設など)を利用して子育てのワンストップサービスをめざすようなソフト面の充実を図ることが必要になっている時期であると感じています．そこで随時性の高い子育て相談

ができれば理想ですが，さきほど述べた発達のフォローアップのように専門性を高くすることは現実としては難しく，保健師中心で行うことが多いと思います．

子育て教室の場合は基本的に健康教育の一環なので，日時を決めて対象者を絞って行うことになります．内容としては，栄養や育児一般に関するテーマが多いようですが，そのほかにも発達や事故予防，救急処置，歯科保健，児童虐待防止などもテーマになります．発達障害についての学習会も最近では人気があるようですが，学習会のあとにきちんとした相談の場を設定しておかないと，不安だけをあおる結果になる可能性があります．健康教育だけでは人は集まりにくいので，子育て支援部門と協力して遊びを取り入れるなどの工夫が必要になります．また，健康教育はとかく盛りだくさんになりがちですが，そうなればなるほど聞いている側があとで覚えていることは少なくなります．できればポイントは絞ったほうが記憶に残ることが多くなりますので，3つ以下にしてくださいとお話しています．

●グループ・ミーティング，子育てグループ支援

グループ・ミーティングや子育てグループの参加者には何らかの共通の属性があります．たとえば，同じ年齢の子どもがいる，同じ地域に住んでいるなどですが，最近では，ダウン症や多胎児，低出生体重児など共通の悩みをもつ親同士が集まるグループ・ミーティングや子育てグループが各地にできています．ダウン症や多胎児，自閉症，発達障害などでは全国組織もあり，その地域支部として活動している場合もあります．低出生体重児，染色体異常などでは医療機関が主導している場合もありますが，地域での子育てを支えるという面から考えれば，やはり地域主導での実施が望ましいと思われます．何らかのハンディキャップをもつ子どもたちへの子育て支援としても有用です．

多胎児については，生まれてからではなく，妊娠中に多胎がわかったときからの支援がイメージづくりにも役立ち，生まれてからの個別やグループでの相談や支援を続けるうえでも効果があります．今後は5歳児健診などで発見された発達障害，あるいはその疑いのある子どもたちへの個人やグループでの支援（LST，SST）などの実施ができればよいのですが，これらは多くの地域では児童発達支援サービスのなかで行っていることが多いようです．しかし，児童発達支援サービスを受けるためには障害者手帳あるいは受給者証が必要になり，障害を抱えた

子どもたちへのサービスになりますが，実際にはこれらの LST や SST は障害を抱えていない子どもたちにも役立つことが多いですし，そもそも障害を抱えているかどうかがわからなくても，困り事がある親子には役立つものです．ですからどのような方法にするかはそれぞれの自治体の工夫が必要ですが地域での実施が子どもたちの行動やコミュニケーション課題への理解にもつながると考えています．

● 医療機関への受診に関する教育

わが国の医療は国際的にも例をみないほどのフリーアクセスです．すなわちだれでもどこでも受診したいと感じると受診することができ，しかもその診療内容によって医療費が算定されますが，同一の手技や診察についての医療費は質によらず一定です．また乳幼児医療費の無料化が進んできたこともあって，何かあればすぐに受診する，いわゆるコンビニ受診が増加していると考えられます．

しかし，そうなれば医療機関は混雑し，それが一定のラインを越えると質の低下が起きますが，利用者はそうは考えていません．質の低下を招かないような受診の仕方も健康教育のひとつですし，それは医療機関にも利用者にも双方にメリットがあります．

また救急医療については，多くの医療機関では，すべての機能が通常時と同じようには使えないのですがこれも意外に理解されておらず，わが国では救急車が無料であることも手伝ってやはりコンビニ受診が救急の世界にまで入ってきています．保護者を非常識と非難するよりも，きちんと救急医療のしくみを理解してもらうための努力をしておく必要もあります．

一方で，片親の場合などでは仕事をしなければ生活できない，仕事が忙しくて受診できず，重症化してしまうというようなこともみられます．仕事を休んで子どもの健診や受診に行っても，そのために職業上の不利益を受けないような社会体制も必要です．

また，通常の受診でも，時間を追って子どもの症状の説明ができない保護者や，前に医療機関で受診していたことを告げない保護者もしばしばみられるようになっています．医療機関への受診や救急医療についての教育は，きちんとした医療を受けるためにも必要であり，事故の予防と同様，乳幼児をもつ保護者への教育の機会として乳幼児健診は利用価値があると考えています．

小児救急医療については地域差が大きく，地域ごとに情報を整理する必要があります．また「こどもの救急」ウェブサイト(http://kodomo-qq.jp/)では症状に応じた対応が簡潔に示されており，インターネットが使える場合には，非常時に備えてみておくこともすすめています．せめてこのような内容についての周知だけでも，乳幼児健診の機会にできないものかと考えています．♯8000事業（子ども医療電話相談事業）などの夜間休日に使える電話相談も全国で利用できるようになりましたが，実施時間は都道府県により異なります．

医療機関を受診するときには
- 症状は時間経過にそってメモしてもっていく
- 母子健康手帳を忘れずにもっていく
- ほかの医療機関にかかっていた場合，治療内容，処方内容はきちんと話す
- 今までのアレルギー歴（できれば両親も），副作用のでやすい薬についても話す

救急医療にかかるときには
- 医療機関の診療時間外，緊急性のある症状で受診するのが救急
- 時間外ならばまずは急患診療所（夜間・休日）を受診
- または救急医療情報センターに問い合わせる
- 緊急事態ならば救急車を呼ぶ→救急車は「一刻も早く医療機関へ」が原則
- 救急の時間帯は救急医療に特化していることを踏まえる（コンビニは24時間同じものが買えるが医療の質は時間帯によって変わる）

●父親の健診参加

　30年前に比べると，父親の姿を乳幼児健診でみかけることが多くなりました．実際に4か月児健診をみていると，多いときには父親の参加率が10％を超えているようですが，ほとんどは母親と一緒で，父親のみの場合は母親が入院中などの場合を除いてまだ少ないようです．一方，たとえば3歳児健診などでは，ふだんの育児状況がわからない父親のみが子どもを連れてくることもあります．これ

も父親の育児への主体性が乏しいことのあらわれに感じられることがあります．
　日本の父親が子どもとともに過ごす時間，世話をする時間は国際的にみても短いことが報告されています．ベネッセの実施した調査では，父親が乳児に平日に2時間以下しかかかわっていられない割合は74％（母親は1.5％）でした（巻末の「参考文献」を参照）．どちらが健診参加を含む育児に主体性をもつかはそれぞれの家族の価値観にもよりますが，わが国では「育児は両親両方が主体的に行う」というよりは「母親が主体的に行って父親が協力する」という「性役割」からはなかなか離脱できないようです．

●社会的養護を必要とする子どもと乳幼児健診

　現在のわが国の状況では，児童虐待や両親の死亡，失踪，疾患などの理由から社会的養護を必要とする子どもたちが2017年現在で4万人を超えています．乳児の場合には乳児院，1歳以上の場合には児童養護施設で生活をすることになります．里親制度もありますが，わが国では里親の下で生活している子どもはそのうち約13％で，オーストラリア，香港，アメリカ，イギリスなど70％を超える国々と比べると低くなっています．社会的養護を必要として施設に入所している子どもたちも乳幼児健診を受けます．集団健診の場合には施設の職員が連れてくることがありますが，児童虐待などで反応性愛着障害を始めとする「治療を要する」子どもたちもいます．時間を少しずらして静かな落ち着いた環境で受診させるなどのケアが必要です．また養子縁組をしている場合に，特別養子縁組（1988年に法制化）は養親からの縁組の解消はできませんが，普通養子縁組の場合にはそれが可能であること，すなわち子どもの権利が十分に保証されない（元々は家を継ぐ人がいない場合にそれに備える制度として明治時代に法制化）ことも知っておきたいです．
　わが国ではまだ同性婚が法的には認められていませんが，認められる国も増えてきており，いずれはわが国でも認められる可能性があります．この場合に海外では同性婚カップルが養子をもらって子どものいる家族をつくることはかなり一般的になっています．同性婚の場合には父親役割，母親役割のような分担にはなりませんので，初めから上手に分担していることが多いようです．こうした家族形態もいずれは一般的になるのかもしれません．

●予防接種をめぐって

　生後2か月からロタウイルスのワクチンが接種できるようになり，従来のように4か月児健診からの予防接種教育開始では間に合いません．また，毎年のように定期あるいは任意の予防接種が追加されたり，スケジュールが変更になったりしますので，医療・保健担当者でさえうっかりすると情報を知らないという場合もあります．

　現実的には，妊娠中の母親学級・両親学級や新生児訪問などの機会を利用して予防接種のスケジュールなどの周知を図っていく必要があります．1歳6か月児健診と3歳児健診において予防接種状況を調べることは，母子保健法施行規則にもふれられていますし，定期接種については市区町村が予防接種についての台帳を備えることも予防接種法で定められています（図1）．

　一定の接種率を維持しておくことは疾患の流行を防ぐという意味でも重要ですが，たとえば麻疹（MRワクチン）についてみると，接種率が1歳6か月時点で80％，3歳時点で90％を超えていれば地域における大流行は起きにくいと考えられます．このように高い接種率を維持することが，接種前の乳児の感染を防ぐことにもつながります．

　乳幼児健診は子どもたちの健康のために行うわけですから，接種記録を調べて，まだ接種していないワクチンの接種をすすめるというだけでは，疾患の流行と罹患の予防の面からは不十分と思われます．接種率の向上のためには，乳幼児健診の場での予防接種の実施も個別化に逆行しているようにはみえるかもしれませんが，検討する余地があると思われます．実際にBCGについては，ツベルクリン反応検査を実施し陰性者にBCGを接種していた時代から，4か月児健診と同時に接種を行ってきた市区町村が少なくありませんでした．現在ではツベルクリン反応検査は廃止されましたが，BCGはほとんどの市区町村で個別接種となりました．

　なお，児童虐待の発見という面からも乳幼児健診の未受診者の調査を行うことがすすめられていますが，これに自治体に記録が義務づけられている定期予防接種台帳を組み合わせることで，ネグレクトなどの発見率はより上昇すると考えられます．乳幼児健診だけならまだしも，予防接種も受けさせないということは，普通は考えにくいからです．

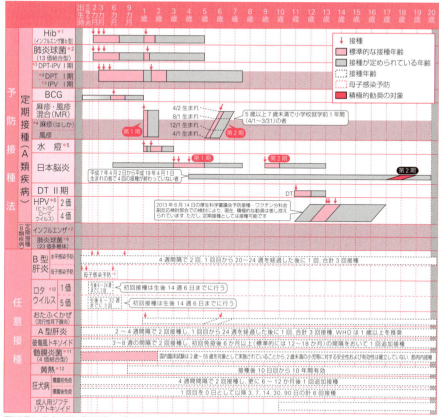

図1　予防接種の種類と接種時期

〔国立感染症研究所ウェブサイト「日本の定期/任意予防接種スケジュール」2015年5月18日以降（http://www.nih.go.jp/niid/images/vaccine/schedule/2015/JP20150518.pdf）より引用，改変〕

第10章 母親の抑うつとその周辺

　従来から，産後にはマタニティブルーという概念で抑うつ状態がみられることが知られていましたが，最近では産後うつ病という概念でまとめられるようになり，特に乳児期の子どもを抱える母親の精神面の評価や，必要な場合に対応することが重視されるようになってきました．産後うつ病の評価としては，わが国でもEPDSが導入されるようになり，これに基づく評価や対応が進められています．EPDS以外にも自己記載式抑うつ評価(self-rating depression scale：SDS)などの方法でうつ状態の評価をしている場合もあります．もちろん，うつだけが重要というわけではありませんが，うつは生活全体の気力の低下につながり，それが子どもへの興味やケアの低下，ひいてはネグレクトに至ることもあります．しかし，何よりもうつは本人にとっての重大な健康危機です．筆者の過去の調査でも抑うつ傾向を示す母親の割合は4か月児を抱える母親では8％前後に上っており，決して少なくありません．そして，外からみただけではわからないことが多いので，対応を含めた現状と留意点について知っておく必要があります．うつ以外にもいくつかの話題にふれます．

●母親は職業ではない

　生後1か月の子どもを抱えた母親は，特にその子が第1子であればなおのこと，さまざまな不安を抱えているのが普通です．胎内には40週弱いたとしても，顔を合わせてからはまだ4週間程度です．十分な関係性もまだできていませんし，自分の体調すら十分ではないなかで慣れない子育てに追われ始めます．

　子どもが生まれて母親になると，それまではたとえば「恵子おねえさん」とよばれていたのに「健ちゃんちのおばちゃん」に変わります．出産という生物学的現象によって，年齢によらずいきなり母親になるわけですが，お腹の中には長い時間赤ちゃんがいたとしても，実際に生まれてからの時間は長くはありません．そこで「お母さんだから頑張ってね」という言葉をかけられても実感はわかない

と思います．もちろん望まない妊娠から出産に至った場合はなおさらです．これまでに多くの母親たちとお話をしてきましたが，彼女たちには"母"の部分だけではなく，"妻"の部分も"女"の部分もあります．それらが入り混じっている存在なのに，とかく"母"が強調され，それを押しつけられることへの反発は，程度の差はあれ，あるのが当然です．母の部分だけではないこと，母親としての実感は時間をかけてでてくることを思い起こし，母親役割を押しつけるべきではありません．母親だから頑張るのではなく，焦らずにあきらめずにできることを少しずつしていくことです．これから20年間子どもと一緒に過ごしていく可能性が高いことを考えると，そのすべてを頑張り続けることはできません．頑張らせることには無理をさせる可能性もあり，危険が潜んでいます．頑張らない育児を支援することができるとよいと思います．

　数年前に私が20年近く診療している障害を抱えた子ども（今は成人ですが）の母親とお話をしたときに名刺をいただきました．そこには「目指せ，よい母，よい妻，よい女」と書かれていました．障害を抱えた子どもを育てて，それなりに苦労することは多いでしょうが，でも名刺にそう書いてあるのをみて，とてもすばらしいと感じました．

　母親は子どもにとってみれば"生物学的"に母親ですが，"社会的"に母親になるためにはまだまだ長い期間が必要です．"社会的"な母親役割の押しつけは，母親を精神的・心理的に追い込むだけです．「お母さんだから頑張って」という周囲にとっては単なる励ましのつもりの言葉かけも，いわれた側にとっては「自分は頑張っていない」と感じて，自己嫌悪に陥るかもしれませんし，もし，うつ状態であれば，それが悪化するかもしれません．母親として自分が"社会的に"自分の存在を納得できるまでには多くの時間がかかりますから，安易な「お母さんだから頑張って」は究極のNGワードだと考えています．特に，低出生体重児であったり，障害や疾患を抱えていたりする場合には禁句です．

　母親は職業ではありません．生物学的母親が社会的母親として成熟していく過程を，母親役割の強制や押しつけなしに，可能であれば「楽しくできるように」手伝っていくことも，さまざまな親子が訪れる乳幼児健診の大きな役割のひとつです．

●母子相互作用について

　母子相互作用については，昔から数多くの研究がなされてきました．たとえば，エリクソン(Erikson)の発達段階の分析においては，自我の確立についても母子相互作用の影響が大きいとされています．また，アタッチメント(特定の人への愛着形成の確立)についても，シャッファー(Schaffer)らの古典的な研究によって生後7か月頃までに特定の人に対するアタッチメントが形成されることが明らかになり，その詳細については現在までに多くの研究がなされています．これらの研究から導きだされることは，「母親の状況が心身ともに安定しないこと」は，母子相互作用がある以上は子どもの発達や自我の形成に影響を与えるということです．最近のように，抑うつ状態など精神的な問題を抱える母親や，雇用の不安定化や相対的貧困層の増加など，社会経済的困難に直面している母親が増加していると考えられる状況下では，乳幼児健診において対応する医療従事者は上記のような母子相互作用について理解しておく必要があります．

●エジンバラ産後うつ病自己評価票(EPDS)

　最近ではEPDSを乳幼児健診でも応用する市区町村がでてきました．私はEPDSを集団健診で応用した経験はありませんし，おすすめもしていませんが，個別の相談で利用した経験からは，質問10の取り扱いには注意を要すると考えています．すなわち「自分を傷つけるという考え」は，抑うつ状態にある場合にはその考えを増幅する危険性があり，育児も含めて生活自体に拒否的な対応，すなわち自傷行為やネグレクトを誘発するおそれがあると考えているからです．

　EPDSのガイドブックなどでも，質問票は郵送などをして自宅で回答してもらうのではなく，健診の場で対面してのインタビューを行い，さらに静かで落ち着いた場所で慣れている質問者が個別に質問するようにすすめています．実際に乳児の健診でEPDSを実施している施設を拝見したことがありますが，そこでは問診の場でEPDSを実施しており，静かな場所ではなく，また隣の受診者に対する質問内容が聞こえるような状況でした．抑うつへの対応を前提とした評価を行うのであれば，質問を実施する環境に配慮すべきです．

　EPDSの質問票と配点を図1に示しましたが，何点で介入を考えるかということについては，当初は13点以上で介入を考えるとされていました．その後の

1. 笑うことができたし，物事のおかしい面もわかった
    (0)いつもと同様にできた
    (1)あまりできなかった
    (2)明らかにできなかった
    (3)まったくできなかった
2. 物事を楽しみにして待った
    (0)いつもと同様にできた
    (1)あまりできなかった
    (2)明らかにできなかった
    (3)ほとんどできなかった
3. 物事がうまくいかないとき，自分を不必要に責めた
    (3)はい，たいていそうだった
    (2)はい，時々そうだった
    (1)いいえ，あまり度々ではなかった
    (0)いいえ，そうではなかった
4. はっきりした理由もないのに不安になったり，心配したりした
    (0)いいえ，そうではなかった
    (1)ほとんどそうではなかった
    (2)はい，時々あった
    (3)はい，しょっちゅうあった
5. はっきりした理由もないのに恐怖に襲われた
    (3)はい，しょっちゅうあった
    (2)はい，時々あった
    (1)いいえ，めったになかった
    (0)いいえ，まったくなかった
6. することがたくさんあって大変だった
    (3)はい，たいてい対処できなかった
    (2)はい，いつものようにうまく対処しなかった
    (1)いいえ，たいていうまく対処した
    (0)いいえ，普段通りに対処した
7. 不幸せな気分なので，眠りにくかった
    (3)はい，ほとんどいつもそうだった
    (2)はい，時々そうだった
    (1)いいえ，あまり度々ではなかった
    (0)いいえ，まったくなかった

図1 EPDSの質問票

〔Cox J, Holden J：産後うつ病ガイドブック．岡野禎治，宗田聡（訳）．南山堂，62-63：2006 より引用，一部改変〕

> 8. 悲しくなったり，惨めになったりしました
>   - (3)はい，たいていそうだった
>   - (2)はい，かなりしばしばそうだった
>   - (1)いいえ，あまり度々ではなかった
>   - (0)いいえ，まったくそうではなかった
> 9. 不幸せなので，泣けてきた
>   - (3)はい，たいていそうだった
>   - (2)はい，かなりしばしばそうだった
>   - (1)ほんの時々あった
>   - (0)いいえ，まったくそうではなかった
> 10. 自分自身を傷つけるという考えが浮かんできた
>   - (3)はい，かなりしばしばそうだった
>   - (2)時々そうだった
>   - (1)めったになかった
>   - (0)まったくなかった
>
> （　）内は点数であり，0～30点に分布する

図1 （つづき）

　研究によって，現在ではわが国も含めて9点あるいは10点以上で介入を考えることが一般的なようです．巻末の「参考文献」に『産後うつ病ガイドブック EPDSを活用するために』をあげましたが，同書でも10点以上で介入すれば見落としが10％以下になるとされています．わが国でもEPDSを用いたスクリーニングの報告や，EPDSの高得点が母親の問題だけではなく，子どもの発達に影響を与えるとの報告が出始めています．わが国では欧米に比べて手軽に相談ができる精神科の医療機関が少なく，EPDSでスクリーニングされた母親への対応や事後フォローアップが十分にできる状況であるとはいえないと思います．となれば，もしEPDSを保健部門が使用するのであれば，チェックされた母親のフォローアップも少なくとも導入部分については保健部門が担うべきであると思います．スクリーニングだけして疑いが出たら医療機関受診をすすめるのであればそれは無責任といわれても仕方ありません．

●自己記載式抑うつ評価(SDS)

　SDSは，産後に限らず一般的に抑うつ状態の評価に用いられています．SDSはツァン(Zung)が1965年に作成した抑うつの評価法であり，20問から構成されています．このなかにはEPDSの質問10と同様の「自分がいなくなれば周りはもっと幸せになると思います」などの質問が含まれています．私は小中学生の抑うつの調査に際して，これらの望ましくない行動を誘発する可能性のある質問を除いた15問からなる改変SDS(75% SDS)を考え，思春期の子どもたちの抑うつの調査などに応用してきました．

　この改変SDSを大阪府立大学教授（調査当時は東京大学大学院医学系研究科）の中山美由紀先生と協力して，4か月児をもつ母親に郵送留置・健診回収の形で応用して調査を行ったことがあります．質問項目は図2のとおりで，各質問に

	なし	たまに	ときどき	しょっちゅう	いつも
1. 自分は気分が悪くすっきりしません					
2. 朝は自分の一番気分のよいときです					
3. 泣いたことや泣きたくなることがあります					
4. 夜，よく眠れません					
5. 前と同じくらい食事を食べています					
6. わけもなく疲れることがあります					
7. 自分は気分がよく，すっきりしています					
8. 何かをするとき，いつもどおり気楽にできます					
9. 自分は落ち着きがなくじっとしていられません					
10. 自分の将来に対して希望を持っています					
11. いつもより，いらいらしていると思います					
12. 気楽になにかを決めることができます					
13. 自分は役に立ち必要な人間だと思います					
14. 自分の生活はかなり充実しています					
15. いつもより心臓がどきどきします					

上から1，3，4，6，9，11，15は陽性質問で「なし，たまに」から順に1〜4点，それ以外の質問は逆に4〜1点がつき，合計点（15〜60点に分布）を算出する

図2 75% SDSの質問項目と配点

対して「なし，たまに」「ときどき」「しょっちゅう」「いつも」の4段階で回答し，それぞれに1～4点を付与するものです．得点は15～60点に分布し，40点以上を"抑うつ"の可能性があると判断しました．

この調査の結果を図3に示しました．約8％の母親で得点が40点以上で，50点以上の高得点が0.2％に認められました．留置・持参式の調査であったため，介入を目的とはしていませんでしたが，健診や問診票でのそのほかの因子とSDSが高くなる因子について検討してみると，以下の項目が有意に関連していました．子どもの性別や体重増加には特に関連を認めませんでした．

- 母親が29歳以下
- 人工栄養，離乳食未開始，夜間授乳2回以上
- 友人がいない，育児の心配が多い，時間の余裕がない，テレビをよくみる，育児書を読むことが少ない
- 朝食を食べない
- 子どもをうつぶせにして遊ばせない，外に連れてでない

このように，さまざまな項目で関連がありましたが，育児状況が孤立すると抑うつが強くなることとの関連とともに，子どもを外に連れてでないことが多くなるなどの生活状況の問題も存在していました．このことから，抑うつ状態は生活状況にも影響を与えていることが明らかになったので，私は乳幼児健診のみならず相談や診療の場でも，孤立していることが窺われたり，子育てになじめないことなどを訴えたりする母親に対しては，こころの状態がよくないかもしれない（も

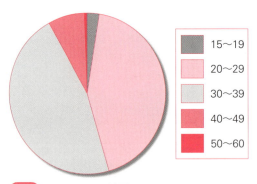

図3 75％ SDSの結果

ちろん，その背景には身体のコンディション不良が存在するかもしれませんが）可能性を考えながら対応するようにしています．

●乳児をもつ母親の抑うつへの対応と治療

　それでは乳幼児健診の場で抑うつが疑われた母親への対応は，どのようにすればよいのでしょうか．健診の場で，EPDS が高得点の場合も含めて抑うつ状態かなと思ったら，緊急性があるのかどうかを考え，緊急性がなければまずだれが中心になって対応するのかをカンファレンスなどで決めることになります．

　対応するのは医師でも保健師でもかまいませんが，時間をかけて話を聞くことが必要です．このようなときのインタビューは簡単ではありませんが，健診の場に限らず，場合によっては家庭訪問をして子どもの状況もみながら相談する必要があります．家庭に他人を入れることに強い拒否反応を示すような場合には，公園や地域の公民館，集会場などを利用することになります．

　可能であれば健診のなかで複数の人間が接触してみて，相手の感触がいちばんよさそうな人を選ぶことがおすすめです．心の問題については，抑うつ状態に限らず常に対人関係の相性がつきまとうので，健診を実施する側が選ぶ人間が，うまく保護者との良好な関係性をつくることができるとは限りません．

　何とかしてしまおうと意気込まないことも大切です．基本的に大切なことは受容的に傾聴することで，意見を述べたり指導したりすることではありません．もちろん抑うつ状態にある場合には，進んでいろいろと話すことが難しいことも多いので，言葉数が少なくても口からでている言葉にうなずきながら聞いているだけでも，相手をリラックスさせられるかもしれません．好きな食べ物，テレビ番組，芸能人，スポーツなど世間話こそが出発点であり，関係性が樹立されて気軽に話せるようになったときのゴールでもあります．

　必要な場合には，医療機関への橋渡しのお手伝いをします．自殺企図や思考停止，激しい対人あるいは自己への攻撃症状がみられる場合には，緊急に医療機関につなげる必要がありますが，そうでない場合には，まず保健部門との関係づくりを行ってから医療機関に橋渡しをしたほうが，その後の地域でのフォローアップの面でも有利です．医療機関の受診の際には1人で行かせないことが基本で，家族（夫など）が一緒に行くことが望ましいのですが，それが不可能であれば保健師などが同行するようにします．

診断されたうつ病の治療にはカウンセリングだけではなく，多くの場合には薬物療法が行われています．古典的な三環系の抗うつ薬やリチウム製剤に加えて，ベンゾジアゼピン系の薬剤，最近では非定型向精神薬や選択的セロトニン再取り込み阻害薬であるSSRIや類似のSNRIがしばしば用いられます．以前に比べてどの薬剤も，それだけで使用するということは少なくなりましたし，「第2章 乳幼児健診のこれまでとその周辺」でお話したように妊娠中，授乳中に服薬可能な薬剤も多くなっています．薬剤の影響を懸念して母乳を続けたいから服薬を拒否するという場面もみられますが，たとえば「まず赤ちゃんは科学の力（ミルク）を使って元気に育てましょう．そして，お母さんも科学の力（薬剤）を使って早く元気になりましょう」というように，もし断乳をせざるをえないとしても，ともに元気になるという表現などを用います．多くの抗うつ薬には速効性はありません．十分に効果がでるまでに，一般的にSSRIでは2〜4週間かかります．しかもこの間に，眠気や，便秘や腹痛などの副作用がでることもあります．薬剤の効果がでてくるまで連絡を取りながら話を聞き，状況を把握しておきましょう．状況がよくなれば，徐々に母親がみずから話す時間が長くなります．うつ病のときには一般的に身体活動性が低下し，それがさらにうつを増悪させるという悪循環がしばしば起きてきます．それを変えるためには，少しの時間でもかまいませんから，散歩など手軽に体を動かすことも病態を好転させる効果があります．

●自分の子どもに対する「扱いにくさ」の調査

　自分の子どもに対する「扱いにくさ」という表現を私が初めて聞いたのは，20年余り前，児童虐待の相談にのっているときに虐待をした母親のもらした一言でした．ここ数年，特に発達障害を抱えた子どもたちの診療を行っているときにもしばしば耳にするようになりました．扱いにくさは接近感情ではなく回避感情ですから，それが強くなるようであれば，和らげるための何らかの対応が必要です．扱いにくさは子どもとの接触のなかで，多くは時間の経過とともに生じてきます．乳幼児期には，発達障害を抱えた子どもたちに限らず，この扱いにくさを軽減するような対応が必要であり，乳幼児健診においても頭に入れておくべきだと考えています．厚生労働省では児童虐待のなかで保護者が子どもに対する扱いにくさを示す場合を，

　「虐待を受けている子どものなかにはしばしば，「扱いにくい子」と保護者から

見られている場合がある．人の言うことが理解できない，場面理解が困難，スムーズな動きが困難，落ち着きがない，人への関心が乏しい，集中力が乏しい，多動であるなどで「扱いにくい子」と見られて，虐待の対象にされる場合がある．このような場合，知的発達レベルに遅れが見られたり，アンバランスが見られたりすることが多い．また，発達上は遅れがないにもかかわらず，情緒面に問題があり能力の発揮が十分でなく，学業においても授業についていけず，知的障害が疑われる場合がある．このような場合，保護者が子どもの発達の状況を知り，その対応方法を知ることによって虐待が軽減される場合もある」
のようにあげていますが(https://www.mhlw.go.jp/bunya/kodomo/dv12/06.html)，もっと軽い場面ですら扱いにくさがみられることは想像にかたくないと思います．

　一般的に，自分の子どもに対する扱いにくいという感情はどの程度認められているのかを，玉川大学教育学部教授（調査当時は東京大学大学院教育学研究科）の鈴木美枝子先生と乳幼児健診の機会に調査してみました．横断的に5回の健診機会（生後4か月，1歳，1歳8か月，3歳6か月，4歳6か月）で調査してみると，扱いにくさを「たまに感じる」という答えは，3歳6か月でもっとも多くなり，感じないという答えは3歳6か月で33％まで減少します．「しばしば感じる」という答えも3歳6か月で最多となり，約8％になっていました（図4）．子どもの「扱いにくさ」と有意に関連する生活の背景因子を次頁に示します．

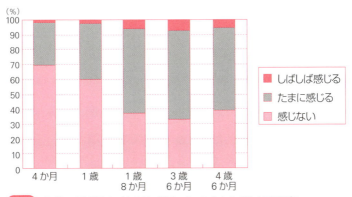

図4 自分の子どもに対する「扱いにくさ」に関する調査

- 自分（母親）の時間に余裕がない
- 睡眠が十分にとれない
- しばしば気分が落ち込む
- 悩みごとがある
- 子どもと離れて1人になりたいと思うことがある
- 子どもの発達で気になることがある
- 子どもが自分の思うように動いてくれない
- 子どもへのミルクや食事が大変だと感じる

　これらの因子は母親側の要素と子ども側の要素，相互の関連に分けられますが，母親側の要素によって子どもに対する「扱いにくさ」が発生するとともに，「子どもの発達で気になることがある」「子どもが自分の思うように動いてくれない」という子ども側の要素もあります．
　この調査とは別に，私が扱いにくさについて保護者から聞き取り調査を行ってみた結果では，問題点は以下のように分けることができました．

子どもの問題
- 発達の問題，障害・疾患の存在，未熟児（低出生体重児）
- 認知能力の問題
- コミュニケーション（言語的，非言語的）の問題
- 行動の問題

保護者の問題・環境の問題
- 経験不足，情報不足
- 抑うつ状態，神経症，精神疾患
- 社会経済的困難（国籍，住環境を含む）

　これらはまさに"児童虐待"の危険因子そのものでした．したがって，「扱いにくさ」の軽減は発達障害を抱えた子どもへの対応だけではなく，児童虐待への予防的な対応の面でも重要だと考えられます．これらは「第11章　児童虐待をめぐる問題」で改めてお話します．
　実際に発達障害を抱えた子どもたちを診察していると，私の経験では多くの母

親が子どもに対する扱いにくさを感じています．感じ方に強弱はありますが，扱いにくさは子どもに対する回避感情の増強へとつながっていく可能性があるため，私は扱いにくさをどのようにして軽減するかが，大切な課題だと考えています．

●扱いにくさへの対応

扱いにくいと感じている保護者，特に母親に対してもっともしてはいけないことは"母親役割"の押しつけです．「母親だから」ということを押しつけても「扱いにくさ」は減りません．むしろ強くなりますし，そのようにいわれたり励まされたりして，かえって落ち込んでいる母親をこれまでに何人もみてきました．そのような場合に大切なことは以下のとおりだと考えています．

> - まず母親の話をせかさずに，できれば肯定的に聞く
>   - →母親は「扱いにくさ」を感じたときにうまくいっていないことを知っている
>   - →否定的な態度はインタビューとしては失敗につながる
> - 生活状況，可能であれば社会経済的状況を聞く
>   - →社会経済的状況が悪い場合にはリスクが増加する（貧困を後述）
> - 話のなかで母親が努力しているところを探す
>   - →それをほめることによって気持ちが落ち着く
> - 子どものよいところをみつける
>   - →それを言語化して共有することで気持ちが落ち着く
> - 緊急性がなければまた話をしようと提案する
>   - →こうした話は一度では終わらない
>   - →必要度が下がってくれば面接の頻度も減少してくる

自分の子どもに対して扱いにくさを感じている母親の多くは，それを「よいこと」だとは思っていません．まずいなとは思っても，自分ではどうにもならない場合がよくあります．このようなときには一定の方向に導こうとはしないで，とにかく話を聞くことです．先ほどのテレビの話，芸能界の話，何でもかまいません．世間話で十分です．まず「話せば聞いてもらえる」という信頼感を形成することが必要です．相談者との関係性がなければ「扱いにくさ」の問題には踏み込

めません．価値観や生活観はそれまでの人生経験のなかでつくられますから，それらを否定されることは，時には"人生を否定されること"になります．せかさずにとにかく話を聞き，極論すれば法律に違反でもしていない限り，多少の問題があってもまずは受容的に接することがポイントです．

　扱いにくさを感じている当の子どもに対しては，質問してもすぐにはよいところは思い浮かばないことが多く，欠点や問題点ばかりがあがってきます．よいところをどのようにしてみつけるのか，それを一緒に考え，みつけていく作業は，時間はかかりますが扱いにくさを解決するための近道だと考えています．

　ゆとりのなくなっている母親に再びゆとりのある気持ちになってもらうためには，気分転換が必要でしょう．たまには丁寧に化粧をしてみる，子どもを預けてお茶やランチを楽しむ，美容院に行く，カラオケに行くなど，いろいろあります．ちょっとしたことでゆとりを取り戻せることが少なくありません．そのためには「頑張って」などの言葉かけではなく，具体的な行動のアドバイスが必要です．もちろん精神疾患などを抱えている場合には専門医へ紹介して治療を考えることになりますが，その場合でも地域で自分の考えを聞いてくれる人の存在が望まれると思います．しかし，これらは貧困の問題を抱えていると難しくなるかもしれません．

　乳幼児健診の場で実際にここまでのステップを行うことは無理ですから，事後のフォローアップになると思います．医師でも，保健師でも，栄養職でも，心理職でもかまいませんから，だれかを相手に心理的負担を強くしないように配慮しながら，きちんと向かい合って「話を聴く」ことが大切です．そこで話を聞いてもらえたと相手に感じてもらうことが大切で，先に立つのは指導やアドバイスではありません．

●子どもの貧困

　2013年には「子どもの貧困対策の推進に関する法律」が制定されましたが，わが国の子どもの貧困率は2016年国民生活基礎調査の2015年のデータでは13.9％となっています．同調査の「各種世帯の所得等の状況」によると，夫婦2人世帯の貧困率は10.7％なのに対し，シングルマザー（123万世帯）・シングルファザー（18万世帯）の貧困率は50.8％と半分以上の割合であり，母子（父子）家庭の子どもの2人に1人が貧困という現状が報告されています．平均値です

が母子家庭の場合には父子家庭の58％の収入しかないことも報告されています．

集団の乳幼児健診の場で，シングルマザーに出会わないことはまずないと思えるくらい多くなっていますので，貧困が健康に与える影響を再認識することも大切です．国立成育医療研究センターの五十嵐 隆先生の論文によれば（巻末の「参考文献」を参照），休日に朝食を食べない，医療機関への受診を控える，う歯の割合が高い，受動喫煙率が高い，中枢神経の発達に影響しうる，虐待のリスクが高い，成人になっての生活習慣病などの罹患率が高いなどがあげられています．

貧困への対応は医療・保健部門が直接に行うことは少ないと思いますが，こうしたリスクがあることを考えて，福祉部門などへの紹介や連携を行うことが望まれます．さまざまな援助，扶助制度についても，貧困の当事者が知らないことはよくあります．

●ハイリスクの母親

精神疾患，社会経済的困難などのほかに，いわゆるハイリスクとして扱われることがある場合としては，若年出産，シングルマザー，外国籍でわが国に滞在していて出産・育児をする場合などがしばしばあげられます．ハイリスクという表現は保健や医療ではよく使われますが，私は具体的に決めにくいのでなるべく使わないようにしています．ハイリスクの母親は実際には社会経済的困難を伴いやすい状況であることも事実ですが，これらの場合について私の考えていることを述べます．

若年出産は一般的には10代での出産を指しますが，私の経験上は17歳以下と18歳以上で状況が異なります．17歳以下の出産の場合には，パートナーの年齢にもよります（多くはパートナーも10代）が，中学校在学中あるいは卒業後まもなくの妊娠であることが多く，妊娠に気づくことが遅れたり，妊娠末期まで気づかなかったりするために妊娠中絶が選択できなかったケースが少なくありません．実際に15歳以下の出産も年間200人余りはあります．

希望しない妊娠をすれば多くが社会経済的困難を抱えての出産・育児となるため，一般的には育児上の困難も増加します．となれば乳幼児健診そのものにも来ないことが多いので，保健師などが頻繁に連絡をとって支援していく必要があると考えられます．一方，18歳以上の場合は希望しての妊娠のこともあり，20代の出産とあまり差はないように感じています．わが国の場合，高校生が妊娠し

た場合にまだまだ出産を選択すると退学せざるをえない場合が多いですが，産休や育児休学が認められることも増えてきました．休学して出産し，復学して学業を続けることは当然の権利でもあります．アメリカでは託児所のついた高校もありますが，そこまでではなくとも生まれた子どもを母親ともども支援する社会的な整備が必要であると考えています．10代後半での出産を経験してたくましく育児を行っている母親は増加しているのですが，問題もあります．それは大人への背伸びをするためか飲酒や喫煙の率がとても高いことであり，子どもへの影響などをお話してもなかなか禁煙には至りません．

　シングルマザーは出産・育児のひとつの形としての選択であり，自分の意志で選択した場合には基本的には問題はないと考えられますが，養育者が1人であるために病気になった場合を含めて社会経済的困難を伴いやすいという問題点があります．しばしばさきほどの貧困にも直面します．また，日中は勤務しているために乳幼児健診には参加しにくいという面もあります．いずれにせよ，困ったときに相談する駆け込み寺的な窓口の整備が必要です．離婚や精神疾患，経済的困窮などから結果としてシングルマザーになった場合には，社会経済的困難，すなわち収入が少ない場合が多くなります．この場合にも乳幼児健診には参加しない場合が多く，家庭訪問などを通じて健康支援，育児支援やその働きかけを行っていく必要があります．また，福祉や教育などへの橋渡しも保健部門の仕事だと考えられます．

　外国籍でわが国に滞在していて出産・育児をする場合の最大の問題点は，言語の問題と生活習慣の違いの問題です．外国人同士の場合には滞在許可の期限切れ（いわゆる over stay）の問題もしばしばでてきます．パートナーが日本語の理解ができればまだしも，乳幼児健診の通知や連絡も理解できないことがまれではありません．さまざまな国からきた外国籍の住民が増えており，使用している言語も多種多様なので，乳幼児健診に来所したとしてもふだん使っている言語での対応が難しいことが少なくありません．

　また，社会習慣の違いから児童虐待を疑われることもあります（離乳食の方式，育児に使う用具，外出などは，わが国で一般的なことでも海外とはしばしば異なります）．わが国でも日本語以外に英語，中国語，韓国語，ポルトガル語などの通訳を使って乳幼児健診を実施している自治体がありますが，それでもすべての言語に対応できるわけではありません．しかし，母子健康手帳（母子保健事業団では9か国語を発行 https://www.mcfh.co.jp/material/search/category:6）

をはじめとして，育児情報のミニコミ誌をだしたり4か国語の広報をだしたりしている自治体もあります．外国籍の母親がコミュニケーションをうまくとれないことから外出しなくなり，抑うつ状態になる場合があることは知っておく必要があります．可能であれば該当言語の通訳を準備して相談にのったり，乳幼児健診で対応したりすることが望まれると思います．都道府県単位の国際交流協会などが相談にのってくれることもあります．

●スマートフォン時代の母親

　育児中の母親の携帯電話（最近ではスマートフォンが多いようですが）の保有率は，ほぼ100％です．出会って話をしたら，まず携帯電話番号とLINE，メールアドレスの交換という風景はもはや当たり前になっていますし，乳幼児健診の待ち時間に子どもは放っておいてメールに専念している母親も見受けられます．メールによるコミュニケーションは生活の一部であっても，会話によるコミュニケーションとは異なります．直接会っての会話では，非言語的コミュニケーションとしての身振り，手振り，表情，アイ・コンタクトなどが必要になりますが，メールにはそれらがありません．

　それでも自分のプライバシーに直接踏み込まれることのない携帯電話やメールは，場合によっては1日に数時間以上を費やすコミュニケーションツールになっています．階段を下りながらメールをしていて転んだ子どもに気づかなかった母親も目にしましたし，スマートフォンで話をしながら車を運転し，助手席にはチャイルドシートに座っていない子どもがいる光景も目にしました．この傾向はガラパゴス携帯（ガラケー）よりもできることの多いスマートフォンの普及とともにいっそう強くなっています．

　これだけ普及して，生活の一部と化してしまうと，是非を論じるよりも具体的にどう対応するかを考える必要があります．乳幼児健診の会場で携帯電話やメールを禁止することよりも，設定によっては一斉送信もできるので情報発信の場と考えるべきだと思います．情報発信の内容としては，感染症流行情報など関心の高いものを中心に，その間に健康教育やイベント情報などを混ぜていく方法が，記事を読んでもらえる率が高くなります．最近は，予防接種について登録しておけばその時期にお知らせが来るようなアプリを無料でサービスしている自治体も増えてきました．

なお，母親がスマートフォンを使っていれば子どもは興味津々です．1歳6か月でスマホの画面に触って操作をしようとする子どももいます．便利ですけれども近い距離で小さな画面を見続けることの影響はテレビよりもずっと大きいかもしれません．この影響についてはさまざまな研究が行われているようですが，まだ一定の結論には達していないと思います．

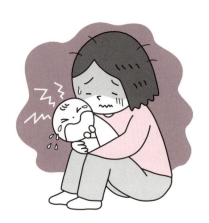

第11章 児童虐待をめぐる問題

　わが国では"child abuse"を「児童虐待」と表現することが多いのですが，子どもの人権への侵害という観点からは，「子ども虐待」という表現のほうが適切ではないかという意見もあり，最近では"child maltreatment"と表現されることも多くなってきました．まさに不適切な扱いということになります．いわゆる児童虐待防止法が2000年に制定されて以来，児童虐待への社会的関心も高まっていますが，実際には児童虐待の現状は通報件数をみても根絶とはほど遠い状況です．2004年の改正では，児童虐待の定義を子どもへの人権の侵害とし，より厳格かつ広範囲にするとともに，虐待を受けた子どもたちへの支援についても明確にしました．児童相談所への通報件数だけではなく，市区町村の担当部門への通報や相談も増加しており，いまや年間20万件を超える状況です．

　最近の傾向としては，価値観の多様化，プライバシーの重視という社会的風潮に伴って，個人の価値観を尊重するためにプライバシーへの立ち入りを極力制限するという社会としての方向性があります．しかし，この方向性は密室で行われることの多い児童虐待の増加につながっている可能性もあります．

　児童虐待は，保護者などによって自宅など閉鎖的な空間で行われることが多いため，外部から状況が把握しにくいこともその特徴です．ですが乳幼児健診は「外にでる」場であり，虐待の発見には重要な位置を占めていますが，児童虐待をしている保護者が乳幼児健診の場に子どもを連れてくるとは限りません．ですから乳幼児健診という機会は，虐待を発見するチャンスというよりは不適切な養育全体を予防する場であり，子育て支援の面から相談する人がいない，悩みを聞いてくれる人がいないなどの場合に，それらの問題を解決できるように，時間をとってスタッフが話を聞いたり，安心できる相談者や居場所を紹介したりする場であるという側面のほうが大きいかもしれません．

　子どもに対して「手を上げてしまう」虐待を予防するよりも，「手を上げようと思わなくなる」状態にすること，「手を上げたくなったときに相談できる人をみつけられる」ようにしておくことが，本当の意味での虐待の予防につながります．

もちろん,「手を上げてしまう」場合には,子どもの保護などの対応が必要です.児童虐待を発見した場合,子どもの保護者からはしばしば「しつけ」「経済的困難」などの言い訳が聞かれますが,虐待は犯罪であるという認識で対処しなければ子どもを守ることはできません.

●児童虐待防止法

2000年に制定され,2004年に改正された児童虐待の防止等に関する法律(いわゆる児童虐待防止法)では,児童虐待を以下のように定義しています.

> 第二条　この法律において,「児童虐待」とは,保護者(親権を行う者,未成年後見人その他の者で,児童を現に監護するものをいう.以下同じ.)がその監護する児童(十八歳に満たない者をいう.以下同じ.)について行う次に掲げる行為をいう.
> 　一　児童の身体に外傷が生じ,又は生じるおそれのある暴行を加えること.
> 　二　児童にわいせつな行為をすること又は児童をしてわいせつな行為をさせること.
> 　三　児童の心身の正常な発達を妨げるような著しい減食又は長時間の放置,保護者以外の同居人による前二号又は次号に掲げる行為と同様の行為の放置その他の保護者としての監護を著しく怠ること.
> 　四　児童に対する著しい暴言又は著しく拒絶的な対応,児童が同居する家庭における配偶者に対する暴力(配偶者(婚姻の届出をしていないが,事実上婚姻関係と同様の事情にある者を含む.)の身体に対する不法な攻撃であって生命又は身体に危害を及ぼすもの及びこれに準ずる心身に有害な影響を及ぼす言動をいう.)その他の児童に著しい心理的外傷を与える言動を行うこと.
>
> 　　　　　　　　　　　　　(児童虐待の防止等に関する法律より)

また,乳幼児健診などを発見の契機として位置づけている法的根拠は,以下の条文です.

> 第五条　学校，児童福祉施設，病院その他児童の福祉に業務上関係のある団体及び学校の教職員，児童福祉施設の職員，医師，保健師，弁護士その他児童の福祉に職務上関係のある者は，児童虐待を発見しやすい立場にあることを自覚し，児童虐待の早期発見に努めなければならない．
>
> （児童虐待の防止等に関する法律より）

これらの条文に基づいて，乳幼児健診そのものも児童虐待の発見の機会と位置づけられています．なお，個人情報に関する守秘義務などの問題については同法第六条において，児童虐待の通告が優先することが明記されています．その後，2007年には立ち入り調査や保護者の面会制限などについての改正が，2012年には教育，保育などへの総合支援などについての改正が行われています．

●児童虐待の現状

全国的に児童虐待は増加しているといわれています．実際に児童相談所に寄せられる通報件数は2017年には合計20万件を超えていますし，親子心中を別にしても毎年数十人の子どもが虐待により死亡に至っており，2歳未満が50%（乳児がそのうち60%）を占めています．親子心中は特にわが国に多いことが知られており，子どものみの死亡を含めると毎年数十人が命を落としています．乳幼児の虐待死の55%は身体的虐待で，残りはネグレクトなどとなっていますが，ネグレクトの場合には虐待の意思を明確に証明できるとは限らないこともあって，虐待か否かを見分けることが困難な場合も少なくありません．性的虐待については，虐待死につながるかどうかは別として，乳幼児の場合には自分で訴えることが困難なこともあり，存在しないはずはないと考えられていますが実情は明らかになっていません．統計上の性的虐待の件数は諸外国の報告と比べても明らかに少なく，どうすればきちんと把握できるのかという方策は今後の課題です．

虐待死については，実数はもっと多いのではないかという考え方が以前からありましたが，日本小児科学会・子どもの死亡登録・検証委員会は，東京都・群馬県・京都府・北九州市の2011年の小児死亡例について検証を行いました．その結果，15歳未満の全小児死亡の7.3%（27例/368例）が「虐待可能性が中等

度以上」と判断されました．そして，小児科学会は，年間約 5,000 人弱の小児死亡数にこの比率を乗じ，全国で毎年 350 人程度は虐待死の可能性があると推計しました．この推計は厚生労働省の集計した虐待死者数（2011〜13 年度，年 69〜99 人）の 3〜5 倍に当たります．したがって，今回の推計結果は多くの虐待死がこれまで見逃されてきた可能性を示すものです．日本法医学会でも同様の推計をしています．このことから第 1 章の成育基本法のところで話したようにすべての子どもの死亡原因を調べる child death review が必要になっており，その展開が始まったところです．

●そのほかの児童虐待

上記の児童虐待のほかにもよく知られている特殊な形の虐待として，乳幼児揺さぶられ症候群（shaken baby syndrome：SBS），代理ミュンヒハウゼン症候群があります．前者は生後 6 か月以内の乳児に多いのですが，故意であるかどうかを問わず，乳児を揺さぶっていた結果として（まれに遊んでいたと供述する場合もあります），頭蓋内出血や脳損傷をきたし，死亡例や重篤な後遺症例も報告されています．代理ミュンヒハウゼン症候群は多くの場合，母親が周囲の関心を引きつけるために自分の代わりに子どもを傷つけるもので，下剤や異物を飲ませて医療機関を受診したり，入院中に点滴に異物を混入したりするなどをして子どもの異常を訴え，"子どもに熱心な母親"を演じようとします．しばしば母親は境界型パーソナリティ障害と診断されます．これらの虐待は，件数は多くはありませんが知っておく必要があります．

このほかに，家庭内暴力（domestic violence：DV）を子どもが見聞きすることによって心身に悪影響を及ぼすこと，のちにフラッシュバックなどを起こす可能性があることから，子どもが目にする DV も児童虐待に含めるべきであるという報告も海外ではあり，わが国でも認識が高まっています．

●児童虐待に対応するために

児童虐待にきちんと対応するためには児童虐待への知識をもつことと基本的対応ができるようになることが必要です．日本子ども虐待医学会（友人でもあった理事長の市川光太郎先生は 2018 年に逝去されました）でもいろいろな研修など

を行ってきていますが，医療関係者用の虐待対応プログラムがBEAMS(https://beams.childfirst.or.jp/)です．ステップ1からステップ3まであり，ステップ1はすべての医療関係者向け，ステップ2は虐待対策チーム（医療機関内や地域）のメンバーおよび小児科医，ステップ3は虐待対策チームの医師，虐待専門の医師（性虐待などの場合の面接や診察法も含まれます）となっています．全国各地で行われていますので，乳幼児健診にかかわる人たちはステップ1が必須と思われますし，保健師，健診の担当医はステップ1およびステップ2を受講しておくことが望ましいと考えています（筆者も受講済みです）．

児童虐待は対岸の火事ではありません．今日の乳幼児健診に50人の子どもたちが来たとしたら…そのなかに隠れているかもしれません．いつも"あるかもしれない"可能性を排除しない姿勢も大切です．

● 加害者と被害者の危険因子

虐待する側の危険因子
- 望まなかった妊娠・出産
- 小児期に虐待された経験
- 薬物・アルコールなどへの依存
- 社会適応が困難な精神疾患
- 繰り返す喪失体験（離婚，近親死亡，社会生活上の失敗）
- 精神遅滞（特に両親ともの場合）
- 社会的・経済的孤立，困窮
- 家族内での抑圧，DV

虐待される側の危険因子
- 望まなかった妊娠による出生
- 身体的・知的障害，発達障害を含む行動上の問題
- てんかん，気管支喘息などの慢性疾患
- 低出生体重児
- 連れ子，養子など親の異なる子ども

一般的に危険因子と考えられているものをまとめてみましたが，「第10章　母

親の抑うつとその周辺」で述べた子どもに「扱いにくさ」を感じる要因ととてもよく似ていることがわかります．上記のそれぞれの項目については詳しく述べませんが，乳幼児健診では加害者については問診で，被害者については問診や診察で発見するように努力する必要があります．望まなかった妊娠・出産の結果はもっとも児童虐待のリスクが高くなることが明らかになっていますが，そうした事態が避けられないこと自体，性教育が不十分なことや社会での受け入れの乏しさの結果です．

●乳幼児健診の場での虐待の発見

乳幼児健診では，いつ児童虐待に遭遇するかもしれないということを頭の片隅においてください．虐待が疑われると考えた場合には，時間をおかずに市区町村の担当部門や児童相談所に通告するなど適切な対応が望まれます．児童虐待を疑ったときは，以下のような点に留意します．

- 疑うに至った行動や保護者の発言を正確に記録する
- 第三者を交えて情報を共有し，迅速に介入する
- 要保護児童対策協議会とも連携する
- 市区町村の担当部門，児童相談所などのネットワークを定期的に開催する
- 市区町村の担当部門，児童相談所への通告は，知りえた虐待の状況と内容について電話または文書で行う
- 故意に虚偽の報告を行わない限り，通報や通告によって処罰されることはない

まずどこで児童虐待を疑ったかということですが，そのきっかけになった言動を時系列に沿って正確に記載することが基本です．事実としての記載のなかに感想や意見，推測を入れてはいけません．これらは必要があれば別記してください．また複数の人が対応して話をした場合には必ず，それぞれの人が対応内容を記録してください．話し合ってまとめることはあとでポイントが絞れなくなったり，話の内容が少しずつ変わったりしていることをわからなくしてしまいます．

次に重要なことは，自分だけで解決しようとしないことであり，まず情報を共

有して第三者を交えて検討するようにします．自分の頭の中で児童虐待だろうかと悩んでいるうちに時間だけが過ぎていけば，明日はその子どもはもうこの世にいないかもしれません．したがって，虐待の可能性を感じたり疑ったりした場合は，すぐ関連機関に連絡し，情報を共有する必要があります．ネットワークも形式的なものではなく，実際に住民に対応しているレベルの職員同士で設定しておく必要があります．顔見知りになっておくことが，すぐに連絡して情報交換するというコミュニケーションには基本です．

　また，児童虐待を疑ったときにしばしばでてくる言い訳は「しつけのつもりだった」という言葉です．しかし，これは単なる言い訳に過ぎません．虐待は児童虐待防止法にもあるとおり，犯罪です．犯罪の構成要件は動機，犯意，実行です．犯意は乳幼児揺さぶられ症候群などでは明らかではないこともありますが，結果責任は避けられません．動機は，子どもが可愛くない，言うことを聞かないなどさまざまですが，突き詰めて考えれば，こんなことはどの保護者にとっても一時的には存在しうることです．児童虐待での犯意は，望まなかった妊娠の結果ではとても強くなりますが，たとえば母親の精神疾患などでも強くなることがあります．実行については，ネグレクトの場合には何もなければなかなか問題にはなりにくいのですが，夏に車内に子どもを放置してパチンコをしていて戻ったら子どもが死んでいた，子どもがテーブルの上に乗って遊んでいるのを放置していたら落ちて骨折したなどの場合については"未必の故意""結果責任"であるとされ犯罪として扱われますし，児童虐待とみなされます．

　なお，乳幼児に対する身体的虐待による外傷，骨折，熱傷などについて，医療機関などを受診した際の保護者の説明は「ころんだ」「ぶつかった」「きょうだいがやった」「子どもが勝手にやった」「まったく知らない人がやった」「気がついたらそうなっていた」など，自分には関係ないという立場をとることも特徴です．その場限りの嘘は再現が難しいことが特徴です．気になったら，少し時間をおいてから同じ質問を繰り返して答えを比べてみると，しばしば内容が異なってくるので，時には有用です．

　筆者の経験からすると，児童虐待が実際に乳幼児健診の場で発見されることは，それほど多いものではありません．外傷や出血で医療機関を受診して発見されることはあっても，乳幼児健診では緊急性のある状況に直面することは少ないと思われます．一般的に，児童虐待をしている保護者は虐待していることを意識していることが多く，乳幼児健診のような人目の多い場所には連れてきたがりません．

したがって，乳幼児健診の未受診児のほうが一般的に児童虐待のリスクは高いと思います．ですから乳幼児健診の場では，実数ではもっとも多い身体的虐待よりもネグレクト（養育の放棄，不適切な養育）が発見されやすいと考えられます．たとえば，保護者が不必要に子どもに当たり散らしたり，子どもがなついていない，保護者を避けようとする，保護者やほかのきょうだいに比べて衣服が異常に汚れていたり，皮膚が汚れているなどが発見の契機です．不自然ななれなれしさやよそよそしさも反応性愛着障害ではよくみられますし，それが児童虐待に気づくきっかけになることもあります．

●乳幼児健診の未受診による虐待の発見

　乳幼児健診の受診率は地域や実施方法によって大きく異なりますが，3歳児健診を例にあげれば，概ね80～90％程度です．ということは，10～20％の未受診児がいることになります．乳幼児健診は平日に実施しているところが多いので，両親が働いているとかシングルマザーの場合などは，休みがとれないために受診できないということもあります．

　しかし，乳幼児健診そのものを受けさせる気がなかったり，できれば受けたくないと考えたりしている保護者も存在しますし，このなかには児童虐待のリスクも潜んでいると考えられます．そう考えれば未受診児を追跡することには意味があります．なお，児童虐待の発見という面からみれば，ただ乳幼児健診の未受診児を追跡するよりは，先ほどもふれたように予防接種台帳と組み合わせたほうが効率はよいと考えられます．

　両親の多忙によって乳幼児健診を受診していなくても，子どもへの予防接種まで受けさせないということは考えにくいですし，一方，身体的な虐待によって体に傷がある場合や，ネグレクトによって養育を放棄しているような場合には，人目に触れたくないので乳幼児健診を受診しないばかりか，接種前に診察を受けなければならない定期予防接種もしていないという状況も考えられます．

　ですから，この両者を組み合わせて，電話，手紙，家庭訪問などの方法によって追跡を行い，子どもの状況を把握することが効率的と考えられます．しかし，電話，手紙，家庭訪問まで行ってもすべてを追跡することは，特に人口流動の激しい都市部では困難です．追跡をさらに進めるためには，民生委員など子どもにかかわるさまざまな社会資源を利用する必要があります．乳幼児健診の未受診者

をすべて追跡してみようと試みたことが，異なる地域で過去に2回あります．1回目のときには4か月児健診の未受診者が対応だったので，育児に困難を抱える家庭の発見につながりました．2回目のときには1歳8か月児健診の未受診者を追跡し，昼間に把握できなかった場合には民生委員や主任児童委員の力も借りて行っていたところ，22時に未就学児3人で留守番をしているという家庭がみつかり，福祉部門，児童相談所とその後の対応を協議しました．

　児童虐待はいつ遭遇するかわかりません．そう考えながら日々の業務を行っていくことはこころの重荷にはなりますが，一方で，困っている子どもたちがいるという事実も考えながら行っていくことになります．

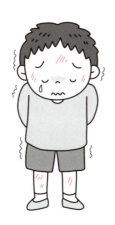

第12章 乳幼児健診と障害の発見

　乳幼児健診の目的のひとつが疾患や障害の早期発見のためのスクリーニングであるとしても，乳幼児健診にやってくる保護者の多くは，通知が届いたから，あるいは広報などに掲載されているから来所するので，自分の子どもは健康の問題は抱えていないと考えていることが多いですし，健診の場で何らかの障害や疾患を指摘されるとは基本的には予想していません．もちろん，湿疹や皮膚炎など保護者が何らかの主訴を抱えていることもありますし，時には発達面での不安を抱えていることもありますが，症状よりはミルクを飲まない，ぐずる，眠らないなどの生活上の不安を抱えていることが多いです．

　ですから健診の場で，たとえば心疾患が疑われると突然告げられれば大きな衝撃を受けます．発達の遅れについては，たとえ1歳6か月で歩いていなくとも，3歳で言葉がでていなくとも，保護者は，そのうちに歩くだろう，そのうちに話すだろうと考え，障害の可能性から目を背けていたり，根拠なく楽観視していたりする場合もあります．健診の場で，障害や疾患の存在，あるいはその疑いを保護者に理解してもらい，適切な対応につなげることは簡単ではありません．適切な対応がなければ児童虐待のリスクを増やすだけです．

　乳幼児健診の場はあくまでスクリーニングであり，確定診断を下したり，何も問題ないと宣言したりするための場ではありません．特に障害が疑われるときには，慎重さと丁寧さが求められます．

●障害が発見される時期

　一般的には，障害や疾患が生命やその後の発達に及ぼす影響が大きいほど早くみつかる傾向がありますが，年齢が大きくなってから発見される障害が「軽い」「治る」ということを意味しているわけでもありません．また，これらの障害が実際に乳幼児健診の場で発見される場合よりも，医療の場で発見されるほうが多いと思います．しかし，乳幼児健診の場で重度の視聴覚障害や筋ジストロフィーなど，

将来への影響が大きい疾患や障害が発見されることもありますし，幼児期には発達障害を疑われることもしばしばあります．

- 新生児期：生命やその後に重大な影響を及ぼす疾患・障害が明らかになる
- 乳児前期：脳性麻痺，重度の視聴覚障害，心疾患，代謝疾患・神経疾患など
- 乳児後期：軽度の運動障害，中等度の視聴覚障害，精神発達遅滞の一部，虐待をはじめとした環境による障害など
- 幼児期：微細な運動障害，軽度の視聴覚障害，精神発達遅滞，発達障害（自閉症スペクトラム障害，注意欠陥多動性障害＜ADHD＞），筋疾患，腎疾患，肥満など

● 障害の可能性を健診でどのように伝えるか

「たぶん大丈夫だけれど」「様子をみましょう（「第2章 乳幼児健診のこれまでとその周辺」）」という表現は，乳幼児健診ではすすめられません．それは大丈夫ではなかったときに不信感を与えるだけではなく，「たぶん大丈夫」「様子をみる」という言葉によって，大丈夫と信じたい保護者がその後の受診や精密検査を受けないという結果につながりがちだからです．

保護者に対して医師が落ち着いて話し，それを保護者が落ち着いて聞く状況をつくることは，経験上容易ではありません．保護者が急いでいることもありますし，診察を待っている子どもたちが多ければ医師が焦っていることもあります．個別に医療機関で行う健診はともかく，集団健診では騒がしい場所で健診を行うこともあるので，必要なときには落ち着いて話せるような状況をつくることが大切です．別室を使うこともありますし，何でもいいから保護者の気になっていることを聞き，まずはそれに対応しながら落ち着いて話すことのできる状況や関係性をつくることもあります．

考えられる疾患について基本的なことを話すということは，たとえば4か月児健診で疑った先天性股関節脱臼（発育性股関節形成不全）であれば，早くからリーメンビューゲル帯を装着することにより歩行開始への影響は少ないこと，放

置すれば歩行障害を起こしうることなどを話します．チアノーゼを伴う心疾患や腹部の腫瘤，巨大血管腫，強い黄疸など緊急性があると考えられるときは急いで専門医療機関を受診する必要があることを伝えますが，その場合にはできればその場で受診先を決めること，余裕があれば保健師などのスタッフを同行させることが望ましいと思われます．専門性をもった相談相手がいることによって，診断やその後の処置に伴う保護者の混乱を軽減することができます．

いくら健診を行った医師や保健師が丁寧に話をしたとしても，話を聞いた保護者が理解しているかどうかの確認も大切です．「わかりましたか？」と聞き返し，理解したことを確認しておきます．しかし，医師が"見落とし"といわれないための自己防衛として過剰に疾患を疑い，疑いであるのに容易に病名を告げることは，単に保護者の不安を増強させるだけです．

●長い目，温かい目

障害を抱えている場合や障害があると診断された場合に，保健や医療，教育の場では「温かい目で見守りましょう」「障害は長い目でみましょう」などの言葉がしばしば用いられます．「温かい目」「長い目」とはいったいどんな目なのでしょうか？　みたことがありませんし，私はこのような表現は使いません．言葉としてはとても優しく，美しい言葉に聞こえますが，実際には適切かつ具体的な対応ができないことを言葉で包んでいるだけです．温かい目，長い目で見守っている間にだれが何をするのか，それが明らかになっていなければ見守る意味はないと思いますし，見守るということは，しばしば何もしないことにつながります．子どもたちにとって，子どもである時間は限られています．人生を80年としてそれを24時間に例えた場合，生まれてから6歳になり小学校に入るまでの時間はわずか1時間48分です．もし何かできることがあるとすれば，時間は無駄にはできませんし，温かく見守っているだけで過ぎていく時間はまさに「もったいない」時間です．今できることを考え，それを実行することが大切です．

●乳幼児健診の限界

乳幼児健診が手順や時間的に制限のあるスクリーニングである以上，理論的に一定の確率で見落としは存在します．見落としを少なくする努力は必要ですが，

ゼロにすることはできません．スクリーニングとは本質的にそういうものです．100％みつかるわけではないことが医療や保健の関係者は知っていますが，子どもを連れてくる保護者は100％みつかると思っています．

　乳幼児健診の場でどんなに丁寧に診察をしても，どんなに丁寧に問診をしても，すべてがわかるわけではないにもかかわらず，子どもを連れてくる保護者は健診の場で異常なしと言われれば，スクリーニングに限界があることなど思いもよらず，「すべてが異常なし」と理解してしまいます．医療・保健関係者と受診者とのギャップを埋めることは容易ではありませんが，ギャップがあることを認識して健診を行うこと，すなわち安易に大丈夫と太鼓判を押すのではなく，筆者は「今日，診察したところでは問題はありませんでした．もしも気になることがあったら教えてくださいね」というようにお話しています．見落としたくはありませんが，見落としていないという自信もない，そこが何年やっても苦しいところでもあり，またもっとうまくなれる可能性があると感じるところでもあります．

●障害者手帳の取得など

　乳幼児健診での疑いが診断に変わり，障害の疑いが障害と確定されれば，次には障害者手帳の申請をすることが多くなります．障害者手帳にはその呼び名や手帳の色は都道府県などによって異なりますが，①身体障害，②知的障害，③精神障害者保健福祉の3つの区分があり，自閉症スペクトラム障害などの発達障害は③精神障害者保健福祉のなかに位置づけられています．障害者手帳には等級があり（都道府県によって呼び方が変わります），それによって手当が受けられる，交通機関の割引が受けられるなど受けられるサービスが異なります．また数年後の更新もあります．自立支援対策の一環でもあります．いずれの手帳も申し込みは市区町村ですが，審査は都道府県，政令指定都市単位で行っています．

　身体障害の手帳は肢体不自由をはじめとして視聴覚障害や内臓障害など多くの種類がありますが，それぞれの障害に該当する指定医のみが診断書を書くことができます．診断が確定していれば年齢には関係なく書くことができます（1級から7級）．

　知的障害の手帳は児童相談所でおもに田中ビネー知能検査Vの知能検査を行ってから，その数値が70未満であれば発行している都道府県が多いですが，手帳の呼び名はそれぞれで異なります（例：愛の手帳，療育手帳など）し，等級の呼び

名も異なりますが1〜4級に分かれています．概ね3歳以降に診断，発行されますが重複障害や先天異常の場合などはそれ以前でも発行される場合があります．なお，国際的には知的障害の診断は知能指数だけではなく，国際生活機能分類での生活上の困難さを評価することによってされているところが多くなっています．年齢とともにあるいは療育的対応などで知能検査の数字が上がり，70を超えると手帳が更新できなくなることもしばしばあります．

　精神障害の手帳（呼称はたとえば埼玉県では精神障害者保健福祉手帳）は基本的に精神保健指定医が診断書を発行しますが，経験3年以上で精神科を標榜している場合にも発行できます．発行は初診から6か月経過していることが基本です．自閉症スペクトラム障害などでは概ね3歳を超えていれば取得可能ですが，都道府県によって審査基準が若干異なっている可能性があります．1〜3級に分かれています．

　障害者手帳を取らなくても受給者証を市区町村から発行してもらえば，発達支援デイサービスのような福祉サービスを原則1割の自己負担で受けることができます．しかし，月間の利用日数などは自治体によって大きく異なる現状があります．

　特別児童手当も障害がある場合に給付を受けることができる手当ですが，所得制限があります．基本的には国の制度ですが，給付にあたっては市区町村で申請しますが，支給の基準は自治体によって異なっている可能性があります．担当あるいは居住自治体の制度を確認してみてください．

●これまでの経験から

　40年あまりも乳幼児健診にかかわってきますと，苦い思い出がいくつもあります．たとえば，難聴を4か月児健診で疑ったにもかかわらず1歳過ぎまで診断がつかなかったケースでは，まず保護者とのフォローアップの時期についての確認が不十分であったことがあとからわかりましたし，電話での確認で保護者が「聞こえていると思います」と述べたことで，さらに診断が遅れました．心房中隔欠損の例では，4か月，1歳と診察していたにもかかわらず，1歳6か月のときに初めて心雑音から疑い，診断に至ったこともあります．騒がしい環境で短時間に多数の子どもを診察しているからというのは単なる言い訳で，やはり見落としといわざるをえません．5歳児健診の場では疑うことができず，後日明らかに

なった高機能自閉症も経験しました．

　今までお話してきたように，乳幼児健診はさまざまな障害や疾患の発見の糸口になりますが，大多数の子どもたちは何も指摘されることなく通り過ぎていきます．しかし，そうした子どもたちでも母親が疲れていたり，ほかのきょうだいが障害や疾患を抱えていたりすることもあります．子どもたちは独立して生活しているわけではありません．背後には必ず社会の最小構成単位としての家族または代理者（児童養護施設など）がいます．乳幼児健診は，子どもを対象としたものであっても，家族が生活の基盤として機能するように支えるための社会資源として機能すべきです．

　たとえ法に基づく行政サービスであっても，いつも顧客満足度を意識して，満足度を上げるための努力をすることは必要ですし，それがなければ乳幼児健診自体，形式的なものになってしまうでしょう．行政サービスは何かの事業を始めるとき，たとえば5歳児健診もそうですが，マスコミへの発表も含めて大々的にアピールすることがあります．しかし，乳幼児健診を先々まで続け，より住民に満足してもらえるようにするためには，今まで行ってきたからという前例踏襲ではなく，行っている事業の内容や結果の検証を含めて絶えず将来像を考え，事業そのものや事業内容の見直しを続ける必要があります．

　この年齢になっても，まだまだ乳幼児健診の上達を図りたいと考えています．願いは育児を支え，ともに考えて行動するスタンスで，これからも乳幼児健診にかかわっていきたいと考えています．今日診た子どもたちが10年後，20年後，笑顔を抱えて生活してくれていたらと願って筆を置きたいと思います．

参考文献

●書籍・雑誌（特集号）

- 福岡地区小児科医会，乳幼児保健委員会（編）：乳幼児健診マニュアル第5版．医学書院，2015
- 原　朋邦（編）：みんなで取り組む乳幼児健診．南山堂，2018
- 堤ちはる，平岩幹男：堤ちはるの10時間講義　新訂版やさしく学べる子どもの食　授乳・離乳から思春期まで．診断と治療社，2012
- 関　和男（編）：お母さんに伝えたい　授乳とくすりガイドブック．診断と治療社，2014
- 伊藤節子：抗原量に基づいて「食べること」を目指す　乳幼児の食物アレルギー．診断と治療社，2012
- 日本小児歯科学会（編）：親と子の健やかな育ちに寄り添う　乳幼児の口と歯の健診ガイド第2版．医歯薬出版，2012
- 日本小児神経学会：熱性けいれん診療ガイドライン2015．診断と治療社，2015
- 日本小児腎臓病学会（編）：小児の検尿マニュアル　学校検尿・3歳児検尿にかかわるすべての人のために．診断と治療社，2015
- 藤枝憲二（編）：成長曲線は語る　成長障害をきたす小児疾患―症例と解説．診断と治療社，2005
- American Psychiatric Association(ed): Diagnostic and statistical manual of mental disorders. 5th ed, American Psychiatric Association Publishing, 2013
- 母子衛生研究会（編）：乳幼児身体発育値（平成22年乳幼児身体発育調査報告書）．母子保健事業団，2012
- Cox J, Holden J（著），岡野禎治，宗田　聡（訳）：産後うつ病ガイドブック　EPDSを活用するために．南山堂，2006
- 「乳幼児の生活と育ち」研究プロジェクト：乳幼児の生活と育ちに関する調査2017．ベネッセ教育総合研究所，2018

- 海老澤元宏，伊藤浩明，他（監），日本小児アレルギー学会食物アレルギー委員会（作成）：食物アレルギー診療ガイドライン 2016．協和企画，2016
- 平岩幹男：親子保健 24 のエッセンス．医学書院，2011

● 発達障害対応

- 佐々木正美：自閉症のすべてがわかる本．講談社，2006
- 米国小児科学会（編），岡 明，平岩幹男（監訳）：Autism 自閉症スペクトラム障害．日本小児医事出版社，2017
- 平岩幹男：自閉症スペクトラム障害 療育と対応を考える．岩波書店，2012
- 平岩幹男：自閉症・発達障害を疑われたとき・疑ったとき―不安を笑顔へ変える 乳幼児期の LST．合同出版，2015
- 平岩幹男：発達障害 子どもを診る医師に知っておいてほしいこと．金原出版，2009
- 平岩幹男：発達障害児へのライフスキルトレーニング：LST―学校・家庭・医療機関でできる練習法．合同出版，2015
- 平岩幹男（編）：発達障害の理解と対応改訂第 2 版．中山書店，2014
- 平岩幹男：家庭でできる 発達障害の子が自立するために身につけておきたい大切なこと．PHP 研究所，2017
- 平岩幹男：イラストでわかる 発達が気になる子のライフスキルトレーニング―「できた！」を増やす対応法 幼児期～学童期編．合同出版，2018

● 論　文

- 鈴木美枝子，平岩幹男，他：幼児の就寝・起床時刻が母親の生活と養育態度に及ぼす影響．小児保健研究 70：495-505，2011
- 中山美由紀，平岩幹男：生後 4 か月から追跡した 12 か月，20 か月の生活や子どもの発達について：就寝時刻や起床時刻を中心とした解析．小児保健研究 64：46-53，2005
- 中山美由紀，平岩幹男，他：地域における低出生体重児の乳幼児期の発育．周産期医学 33：251-256，2003
- 平岩幹男：5 歳児健診の実際―戸田市の場合―．外来小児科 11：27-32，2008
- 平岩幹男：三歳児健診における視覚スクリーニング．小児科診療 60：2023-2026，1997

● 頸　定

- 松尾多希子：頸定の基準についての検討．日本小児科学会雑誌 96：83-90，1992

● 子どもの貧困

- 五十嵐　隆：わが国の医療・保健と子どもの貧困．発達 151：2-6，2017

● 母の抑うつ

- Kaplan PS, Bachorowski J, et al.: Child-directed speech produced by mothers with symptoms of depression fails to promote associative learning in 4-month old infants. Child Dev 70:560-570, 1999
- Zung WW: A self-rating depression scale. Arch Gen Psychiatry 12:63-70, 1965

● 自閉症関連

- 日本語版 M-CHAT(http://www.ncnp.go.jp/nimh/jidou/aboutus/mchat-j.pdf)
- M-CHAT 短縮版(https://www.ncchd.go.jp/kokoro/medical/pdf/02_h21_3.pdf#search='MCHAT+%E7%9F%AD%E7%B8%AE%E7%89%88')
- Kamio Y, Hiraiwa M, et al.: Brief report: large individual variation in outcomes of autistic children receiving low-intensity behavioral interventions in community settings. Child Adolesc Psychiatry Ment Health 9: 6, 2015
- Kogan MD, Vladutiu CJ, et al.: The prevalence of parent-reported autism spectrum disorder among US children. Pediatrics 142: pii: e20174161, 2018
- Sturner R, Howard B, et al: Autism screening with online decision support by primary care pediatricians aided by M-CHAT/F. Pediatrics 138: pii: e20153036, 2016
- Robins DL, Casagrande K, et al.: Validation of the modified checklist for autism in toddlers, revised with follow-up(M-CHAT-R/F). Pediatrics 133:37-45, 2014
- Beacham C, Reid M, et al.: Screening for autism spectrum disorder: profiles of children who are missed. J Dev Behav Pediatr 39:673-682, 2018
- Yuen T, Penner M, et al.: Assessing the accuracy of the modified checklist for autism in toddlers: a systemic review and meta-analysis. Dev Med Child

Neurol 60:1093-1100, 2018
- Øien RA, Schjølberg S, et al. : Clinical features of children with autism who passed 18-month screening. Pediatrics 141:pii: e20173596, 2018

● いちご状血管腫

- Wang Q, Xiang B, et al. : Efficacy and safety of oral atenolol for the treatment of infantile haemangioma: A systematic review. Australas J Dermatol 2018, doi: 10.1111/ajd.12966

● アトピー,アレルギー関連

- Horimukai K, Ohya Y, et al. : Application of moisturizer to neonates prevents development of atopic dermatitis. J Allergy Clin Immunol 134:824-830, 2014
- Yamamoto-Hanada K, Ohya Y, et al. : Early aggressive intervention for infantile atopic dermatitis to prevent development of food allergy, a multicenter, investigator-blinded, randomized, parallel group controlled trial (PACI Study)-protocol for a randomized controlled trial. Clin Transl Allergy 8:47, 2018
- Natsume O, Ohya Y, et al. : Two-step egg introduction for prevention of egg allergy in high-risk infants with eczema(PETIT) : a randomised, double-blind, placebo-controlled trial. Lancet 389:276-286, 2017

● DoHAD,肥満関連

- Barker DJ, Forsén T, et al. : Size at birth and resilience to effects of poor living conditions in adult life: longitudinal stusy. BMJ 323:1273-1276, 2001
- Rolland-Cachera MF, Deheeger M, et al. : Adiposity reboud in children: a simple indicator for predicting obesity. Am J Clin Nutr 39:129-135, 1984
- Arisaka O, Ichikawa G, et al. : Is childhood cardiometabolic status a risk factor from early infancy or toddler age? J Pediatr 188:314-315, 2017

ほか

● インターネット

- Nakayama H, Higuchi S, et al. : Treatment and risk factors of internet use disorders. Psychiatry Clin Neurosci 71:492-505, 2017

● 児童虐待

- 溝口史剛, 滝沢琢己, 他：子どもの死亡登録・検証委員会報告 パイロット 4 地域における, 2011 年の小児死亡登録検証報告―検証から見えてきた, 本邦における小児死亡の死因究明における課題. 日本小児科学会雑誌 120：662-672, 2016

●役に立つウェブサイト

- 日本小児科学会(http://www.jpeds.or.jp/)
- 乳幼児健康診査身体診察マニュアル(http://www.ncchd.go.jp/center/activity/kokoro_jigyo/manual.pdf)
- 乳幼児健康診査事業実践ガイド(http://www.ncchd.go.jp/center/activity/kokoro_jigyo/guide.pdf)
- 日本子ども虐待医学会(https://jamscan.jp/)
- ［母乳育児について］日本ラクテーション・コンサルタント協会(http://www.jalc-net.jp/)
- 厚生労働省「授乳・離乳の支援ガイド」(https://www.mhlw.go.jp/shingi/2007/03/dl/s0314-17.pdf#search=%27%E5%8E%9A%E7%94%9F%E5%8A%B4%E5%83%8D%E7%9C%81+%E6%8E%88%E4%B9%B3%E3%83%BB%E9%9B%A2%E4%B9%B3%E3%81%AE%E6%94%AF%E6%8F%B4%E3%82%AC%E3%82%A4%E3%83%89%27)
- ［成長曲線のダウンロードと記入］成長相談室(http://ghw.pfizer.co.jp/gh/c_down/index.html)
- ［成長曲線記入用紙の入手］成長科学協会(http://www.fgs.or.jp/)
- ウェブサイト「こどもの救急」(http://kodomo-qq.jp/)
- 日本中毒情報センター(http://www.j-poison-ic.or.jp/)
- 日本小児整形外科学会(http://www.jpoa.org/)
- リンパ管疾患情報ステーション(https://www.lymphangioma.net/doc2_1.html)
- 日本耳鼻咽喉科学会委員会からのおしらせ「1 歳 6 カ月児健康診査」(http://www.jibika.or.jp/members/iinkaikara/hearing_loss.html)
- 日本耳鼻咽喉科学会「耳鼻咽喉科医のための 3 歳児健康診査の手引き第 3 版(2010 年)」(http://www.jibika.or.jp/members/iinkaikara/pdf/3age_health.pdf#search='%E

6%97%A5%E6%9C%AC%E8%80%B3%E9%BC%BB%E7%A7%91%E5%AD%A6%E4%BC%9A+%E4%B8%89%E6%AD%B3%E5%85%90%E6%A4%9C%E8%A8%BA')
- 日本小児眼科学会「三歳児健康診査における視覚検査について　日本小児眼科学会の提言」(http://www.japo-web.jp/info_ippan.html)
- スポット・ビジョン・スクリーナー(http://www.japo-web.jp/_pdf/svs.pdf#search='spot+vi)
- 未診断疾患イニシアチブ(IRUD)(https://www.amed.go.jp/program/IRUD/)
- SDQ(https://www.mhlw.go.jp/bunya/kodomo/boshi-hoken07/h7_04d.html)

◉ 事故（傷害）予防

- 「起こりやすい事故早見シート」（「事故の危険度セルフチェックシート」とセット）(http://www.mcfh.co.jp/items/detail/61)
- 子どもに安全をプレゼント　事故防止支援サイト(http://www.niph.go.jp/soshiki/shogai/jikoboshi/general/)
- ［頭蓋矯正ヘルメット(molding helmet)の情報］ジョンズ・ホプキンス・メディスン(Johns Hopkins Medicine)(http://www.hopkinsmedicine.org/neurology_neurosurgery/centers_clinics/pediatric_neurosurgery/conditions/craniosynostosis/helmet-molding-therapy.html)

索　引

あ
アイ・コンタクト　68
アスペルガー障害　97
遊び食べ　103
温かい目　178
アタッチメント　152
扱いにくい　102, 158, 172
当ておむつ　7
アデノイド　122
アトピー性皮膚炎　58, 78, 101
アレルギー　23, 74
アレルギー健診　101
アレルギー性鼻炎　114

い
育児ストレス　110
いちご状血管腫　59
1か月健診　25
溢乳　38
遺伝子検査　89
いびき　122
いやいや期　102
陰唇癒合　55
インターネット依存症　137
インチュニブ®　133
陰囊水腫　35, 55, 129

う
ウェクスラー児童用知能検査第4版　123
う歯　78, 93, 114, 136
う蝕　7

え
絵カード交換式療育　125
エジンバラ産後うつ病自己評価票　27
エピペン®　101
エリクソン　152

お
黄疸　31
嘔吐　33, 38
オウム病　24
応用行動分析　99, 124
オートレフラクトメーター　111
おむつ　85
親子健康手帳　8
おりもの　79
折れ線型自閉症　98
折れ線型の自閉症スペクトラム障害　95

か
外国籍の母親　165
開排制限　38
カウプ指数　117
かかりつけ医　15, 25
学習障害　132
カサバッハ・メリット　59
果汁　61
過剰診断　12
過伸展　38
家族性大頭症　51
片足立ち　106, 129
カットオフ値　12
家庭児童相談員　46
家庭内暴力　170
カナー型の自閉症　97
カナー型の自閉症スペクトラム障害　110, 119, 123
花粉症　114
紙おむつ　121
冠状溝　79
カンピロバクター　24
カンファレンス　14

き
機会利用型トレーニング　124
聞き返し　113
虐待死　169
救急医療　145
禁煙　64
筋緊張　49
筋緊張低下　33
筋ジストロフィー　119
緊張性頸反射　35

く
口移し　78
クリックサイン　38
クルーゾン病　51

グループ・ミーティング　84, 144
クレーン現象　98

け
経過観察　12
携帯電話　96, 114
ケイツー®シロップ　27
頸定　56
頸部囊胞　135
血尿　111
げっぷ　39
下痢　33
言語的コミュニケーション　85
健診カルテ　18

こ
高機能自閉症　97, 126, 131
攻撃症状　157
行動言語　124
肛門刺激　39
股関節　75
黒色便　59
個人情報　18
個人情報公開条例　18
個人情報保護法　17
こそあど言葉　127
子育てNPO　14
子育て学級　143
子育てグループ　69
子育て支援　19, 87
子育て支援スタッフ　142
子育て相談　143
個別健診　13
子守唄　52
コンサータ®　133
コンビニ受診　145

さ
臍帯ヘルニア　32
臍腸管遺残　31
臍びらん　31
臍ヘルニア　32
臍ポリープ　31
ささやき声　113

索 引

里帰り分娩　25
3回食　67，82
産後うつ病　28，150
サンドイッチ法　137

し

視覚構造化　124
叱り方　122
色素異常　32
子宮内発育不全　134
事故　63
施行規則　4
思考停止　157
自己記載式抑うつ評価　150
事後フォローアップ　139
自殺企図　157
視聴覚健診　111
視聴覚障害　52
湿疹　58
児童虐待　53，74，91，121，136，158，160，167
児童虐待の発見　148
児童虐待防止法　167
自動聴性脳幹反応　40
児童発達支援施設　99
児童養護施設　147
視能訓練士　112
自発語　94
自閉症スペクトラム障害　72，96
社会資源　140
社会生活訓練　133
社会的な変化　105
社会的母親　151
社会的養護　147
若年出産　163
斜視　91
シャフリングベビー　76
ジャンプ　106，129
重症筋無力症　91，120
就寝時刻　20
集団健診　13
周知手段　17
受給者証　180
受動喫煙　64
主導権　105
授乳時間　42
主任児童委員　46，175
傷害　63
常同行動　98
小児救急医療　146

情報流出　19
食事制限　74
食物アレルギー　58，74，101
視力障害　41
脂漏性湿疹　78
新奇性恐怖　103
シングルマザー　163
神経発達障害　133
人工内耳　96
心雑音　49
診察手順　57
腎性糖尿　111
身体障害　179
身体的虐待　169

す

水頭症　33
睡眠　120
睡眠時間　20
睡眠のリズム　67
スクリーニング　10，12，176
ストラテラ®　133
ストロー　82
スポット・ビジョン・スクリーナー　73，112
スマートフォン　65，96，114，137，165

せ

成育医療　1
成育医療等基本方針　2
成育医療等協議会　3
成育基本法　1
生活習慣　110
生活リズム　29，85
正期産児　26
制限身長　134
精神障害者保健福祉　179
成人肥満　118
成人病胎児期発症起源　117
成長ホルモン　117
成長ホルモン分泌不全症　134
性的虐待　121，169
生物学的母親　151
生理的体重減少　26
瀬川病　120
先天性耳瘻孔　34

そ

早期開始型デンバーモデル　124
総肺静脈還流異常　49
鼠径ヘルニア　32，56，135
粗大運動　106
卒乳　78
反り返り　59

た

ターナー症候群　117
第1乳臼歯　93
胎児プログラミング説　117
体重増加不良　72
体重増加量　30
大丈夫　177
大泉門　51
代理ミュンヒハウゼン症候群　74，170
ダウン(Down)症　21，144
抱きにくさ　59
多胎児　144
多胎児育児の支援　21
抱っこ布　66
脱水　33
多動・衝動症状　133
多発奇形　50
卵　61
探索眼球運動　52
蛋白漏出性胃腸症　117

ち

地域包括支援センター　143
知的障害　72，95，179
知能指数　123
遅発性難聴　90
チャイルドシート　22
チャイルド・デス・レビュー　3
注意欠陥多動性障害　7
中毒　63
聴覚スクリーニング　40，52
聴力検査　73
直腸腟前庭瘻　39

つ

つかまり立ち　68

て

低出生体重児　49
低身長　117，126，134
低ホスファターゼ症　89
停留精巣　35，55，129，135

ティンパノメトリー 113
データベース化 2
デジタルデータ 19
手づかみ 103
テレビ 65
テレビゲーム 137
電解質異常 33
てんかん 100
電子化 9

と
ドアノブコメント 22
頭囲 51
頭蓋矯正ヘルメット 66
頭蓋骨早期癒合症 51
同性婚 147
特別児童手当 180
特別養子縁組 147
ドラベ症候群 71

な
長い目 178
泣きやまない 60
軟骨異栄養症 51, 117
難聴 73, 91, 95, 113
何となく変 34

に
乳児院 147
乳幼児健康診査事業実践ガイド 5
乳幼児健康診査身体診察マニュアル 5
乳幼児揺さぶられ症候群 170
尿検査 110
尿蛋白 111
尿糖 111
尿道下裂 35, 55
尿膜管遺残 31
妊娠届出 8

ね
ネグレクト 74, 114, 169
熱性けいれん 100, 121, 135
ネフローゼ症候群 117
年間出生数 4

の
脳性麻痺 7, 53
望まなかった妊娠 172

は
ハイガード 82
背臥位 33, 49
ハイタッチ 122
ハイリスク 163
白色便 59
発育性股関節形成不全 37
発達支援施設 119
発達支援デイサービス 180
発達指数 123
発達指標 11
発達障害 7, 126, 132, 179
発達障害者支援法 126
発達テスト 140
鳩胸 135
話を聴く 162
歯磨き 103
早寝 20
早寝早起き 20
パラシュート反射 76
反応性愛着障害 174
反復性行動 98

ひ
ピア・サポート 21, 69, 84
ピーナツアレルギー 62
非言語的コミュニケーション 72, 85
肥厚性幽門狭窄症 33
微細運動 82
ピシバニール® 59
ビタミンK 25, 27
左利き 122
ヒップアップ 53
ひとり歩き 68
肥満 126, 135
表出性言語遅滞 96
ヒルシュスプルング病 39
貧困 1, 162

ふ
腹臥位 33, 53
副耳 34
腹部腫瘤 35
服薬 60
不整脈 54
不注意の症状 133
フッ化物塗布 93
ブックスタート 14
ブックスタート事業 23
プライバシーへの配慮 16

プラダー・ウィリ症候群 117
触れ合い体験 17
プロプラノロール 59

へ
ベックウィズ・ヴィーデマン 50
ペット 23
ヘマンジオル®シロップ 59
偏食 120, 137
便秘 39

ほ
包茎 55, 79, 129
房室ブロック 54
法的根拠 5
母子愛育会員 14
母子健康手帳 6, 8, 139, 164
母子相互作用 152
保湿 58
母子保健推進員 14
母子保健法 2, 4, 6
哺乳 46
母乳育児 41, 47
母乳栄養児 26, 31
母乳性黄疸 31
ほめ方 122

ま
埋没陰茎 35
前抱きベルト 65
巻おむつ 7
マタニティブルー 28, 150
待ち時間 15
ママ独占タイム 63
マルファン症候群 117

み
見落とし 10, 13
見立て 86
耳の聞こえ 88
民生委員 46, 174

む
無発語 94

め
メディア 64

も
模倣動作 98

モロー(Moro)反射　35
問診　29
問診票　109

や
薬物療法　158
野菜嫌い　137
夜尿　121, 136

ゆ
指こすり　113
指さし　98

よ
養子縁組　147
様子をみましょう　11, 177
腰仙部　33
抑うつ　155
抑うつ傾向　27
予防接種　87, 148
予防接種記録　9
予防接種計画　25
予防接種台帳　19
4か月児健診　23

ら
ライフスキルトレーニング　133

ランドルト環　112

り
リーメンビューゲル帯　50
離乳準備食　46
離乳食　78
良性乳児筋緊張低下症　71, 89
リンパ管腫　54, 59

れ
レノックス・ガストー症候群　90

ろ
漏斗胸　135
ローガード　82
6歳臼歯　126
ロタウイルス　148

欧文
＃8000事業　146
ABA　99, 124
ADHD　7, 126, 131
adiposity rebound　118
BEAMS　171
CAKUT　111
child death review　170

click sign　36
DOHaD　118
EPDS　45, 150, 152
Facetime　141
heel to ear test　35
LST(life skills training)　144
M字開脚　36
M-CHAT　98
Nuck管水腫　32
OAE　41
one of them　10
only one　10
open end question　46
PECS　125
PT　134
red reflex　41
SDQ　129
SDS　150, 155
Skype　141
spot vision screener　73
SSRI　29
SST(social skills training)　144
Streptococcus mutans　78
TEACCH　99, 124
tracking　118

● 著者略歴

平岩幹男(ひらいわみきお)

医学博士，Rabbit Developmental Research 代表，日本小児保健協会理事，東京大学医学部小児科非常勤講師，啓明会中島病院付属なかじまクリニック発達外来

1976 年	東京大学医学部卒業，同年　三井記念病院小児科
	帝京大学小児科　1989 年　同・講師
	戸田市立健康管理センター母子保健課長
2001 年	母子保健奨励賞，毎日新聞社賞受賞　皇居参内
2002 年	戸田市立医療保健センター（改称）参事
	ふるさとづくり振興奨励賞受賞
2006 年	「乳幼児健診ハンドブック」（診断と治療社）を上梓
2007 年	退職．office 21 kitatoda（2009 年 Rabbit Developmental Research に改称）を開設
	「みんなに知ってもらいたい発達障害」（診断と治療社）を上梓
2008 年	「幼稚園・保育園での発達障害の考え方と対応」（少年写真新聞社）を上梓
	「いまどきの思春期問題　子どものこころと行動を理解する」（大修館）を上梓
	「地域保健活動のための発達障害の知識と対応」（医学書院）を上梓
2009 年	「発達障害　子どもを診る医師に知っておいてほしいこと」（金原出版）を上梓
2010 年	「あきらめないで自閉症：幼児編」（講談社）を上梓
2011 年	「親子保健 24 のエッセンス」（医学書院）を上梓
2012 年	国立研究開発法人国立成育医療研究センター理事
	「自閉症スペクトラム障害　療育と対応を考える」（岩波新書）を上梓
2015 年	「発達障害児へのライフスキルトレーニング」「自閉症・発達障害を疑われたとき・疑ったとき」（合同出版）を上梓
2017 年	「家庭でできる　発達障害の子が自立するために身につけておきたい大切なこと」（PHP 研究所）を上梓
2018 年	「ディスレクシア　発達性読み書き障害トレーニングブック」（合同出版）を上梓
	「イラストでわかる　発達が気になる子のライフスキルトレーニング―「できた！」を増やす対応法　幼児期～学童期編」（合同出版）を上梓

ウェブサイト　http://rabbit.ciao.jp

・ JCOPY 〈出版者著作権管理機構 委託出版物〉
本書の無断複写は著作権法上での例外を除き禁じられています．
複写される場合は，そのつど事前に，出版者著作権管理機構
（電話 03-5244-5088，FAX03-5244-5089，e-mail：info@jcopy.or.jp）
の許諾を得てください．

・本書を無断で複製（複写・スキャン・デジタルデータ化を含みます）する行為は，著作権法上での限られた例外（「私的使用のための複製」など）を除き禁じられています．大学・病院・企業などにおいて内部的に業務上使用する目的で上記行為を行うことも，私的使用には該当せず違法です．また，私的使用のためであっても，代行業者等の第三者に依頼して上記行為を行うことは違法です．

新版 乳幼児健診ハンドブック
―成育基本法から健診の実際まで―

ISBN978-4-7878-2413-4

| 2019 年 4 月 26 日 | 初版第 1 刷発行 |
| 2023 年 9 月 28 日 | 初版第 2 刷発行 |

〈旧版〉
2006 年10月25 日	初版第 1 刷発行
2007 年10月 5 日	初版第 2 刷発行
2009 年 2 月26 日	初版第 3 刷発行
2010 年 4 月 8 日	改訂第 2 版第 1 刷発行
2010 年 9 月13 日	改訂第 2 版第 2 刷発行
2011 年 7 月25 日	改訂第 2 版第 3 刷発行
2013 年 2 月 4 日	改訂第 2 版第 4 刷発行
2014 年 4 月 7 日	改訂第 3 版第 1 刷発行
2015 年 2 月25 日	改訂第 3 版第 2 刷発行
2015 年11月 9 日	改訂第 4 版第 1 刷発行
2017 年 8 月 7 日	改訂第 4 版第 2 刷発行

著　者　平岩幹男
発　行　者　藤実彰一
発　行　所　株式会社　診断と治療社
〒100-0014　東京都千代田区永田町 2-14-2　山王グランドビル 4 階
TEL　03-3580-2750（編集）　03-3580-2770（営業）
FAX　03-3580-2776
E-mail：hen@shindan.co.jp（編集）
　　　　eigyobu@shindan.co.jp（営業）
URL：http://www.shindan.co.jp/

ジャケットデザイン　長谷川真由美
本文イラスト　千田和幸・松永えりか
印刷・製本　広研印刷　株式会社

©Mikio HIRAIWA, 2019. Printed in Japan.
乱丁・落丁本はお取り替えいたします．

［検印省略］